LA SALUD DEL COLON

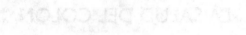

Dr. Norman W. Walker

LA SALUD DEL COLON

La clave para una vida saludable,
con energía y vitalidad

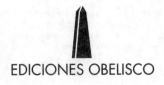

EDICIONES OBELISCO

Colección Salud y vida natural
LA SALUD DEL COLON
N. W. Walker

1.ª edición: marzo de 2010

Título original: *Colon Health*

Traducción: *David George*
Maquetación: *Mariana Muñoz Oviedo*
Corrección: *M.ª Ángeles Olivera*
Diseño de cubierta: *Enrique Iborra*

© 1979, 1995, *Dr. Norman W. Walker*
Originalmente publicado en inglés
por Norwalk Press, USA. Edición es castellano
por acuerdo con Bookbank Lit. Ag. Madrid
(Reservados todos los derechos)
© Fotolia para las ilustraciones págs. 39, 46, 52, 53, 71, 77,
83, 93, 101, 105, 126, 129, 140.
© 2010, Ediciones Obelisco, S. L.
(Reservados los derechos para la presente edición)

Edita: Ediciones Obelisco, S. L.
Pere IV, 78 (Edif. Pedro IV) 3.ª planta, 5.ª puerta
08005 Barcelona - España
Tel. 93 309 85 25 - Fax 93 309 85 23
E-mail: info@edicionesobelisco.com

Paracas, 59 C1275AFA Buenos Aires - Argentina
Tel. (541-14) 305 06 33 - Fax: (541-14) 304 78 20

ISBN: 978-84-9777-624-0
Depósito Legal: B-5.593-2010

Printed in Spain

Impreso en España en los talleres gráficos de Romanyà/Valls S.A.
Verdaguer, 1 - 08786 Capellades (Barcelona)

PRÓLOGO

Es raro que se hable abiertamente del estado del colon de alguien o que esto se comparta, aunque sea con horror.

Aquí tenemos una opción magnífica, ya que leer también es «algo» que hacemos en privado. Tómese un poco de tiempo y lea estas páginas: no sólo obtendrá más respuestas que preguntas pudiera imaginar, sino que (y créame) es un libro muy interesante.

El diseño original del cuerpo humano es el mismo de siempre. Introducimos alimento en nuestro organismo y éste es absorbido. Por último, lo que resta es expulsado del cuerpo.

Muchos de los problemas de salud con los que «vivimos» son problemas que podemos controlar liberándonos de lo que debería pasar por nuestros sistemas y aparatos, pero no acumulándose en ellos.

Para acabar, déjeme decirle que no tiene por qué compartir esta información verbalmente, sino que «puede compartir un libro».

Carolyn Hoffman

Puedo decir, sinceramente, que nunca soy consciente de mi edad. Desde que alcancé la madurez nunca he sido consciente de tener más años, y puedo decir, sin ambigüedad ni reservas mentales, que me siento más vivo, atento y lleno de entusiasmo en la actualidad que cuando tenía 30 años. Sigo pensando que mis mejores años están por llegar. Nunca pienso en cumpleaños ni los celebro. Hoy puedo decir, sinceramente, que gozo de una salud excelente, y no me importa decir mi edad: ¡NO TENGO EDAD!

Norman W. Walker, D.Sc., PH.D.
The Natural Way to Vibrant Health

I

EL COLON Y LA SALUD DE SU CUERPO

Su cuerpo necesita que le preste atención

Su cuerpo es el hogar en el que vive. Por analogía, es el edificio en el que establece su hogar. Su hogar necesita, como mínimo, atenciones periódicas. Puede que el tejado tenga goteras, que las tuberías fallen y haya atascos; las termitas podrían comerse el suelo y las paredes, y pueden aparecer innumerables casos de deterioro. Lo mismo sucede con su cuerpo. Día y noche, cada función y actividad de sus sistemas y de sus componentes físicos, mentales y espirituales dependen de las atenciones que les dedique.

El tipo y la calidad del alimento que introduzca en su cuerpo son de vital importancia en cada fase de su vida. La buena nutrición regenera y reconstruye las células y los tejidos que forman su cuerpo. El alimento no digerido y los procesos mediante los cuales se eliminan los productos de desecho, sin fermentación ni putrefacción, también dependen de una buena nutrición. Las probabilidades de conseguir un buen estado de salud se verán imposibilitadas si se producen, se acumulan o se retienen en el cuerpo estas fermentaciones.

CABEZA, TÓRAX Y ABDOMEN

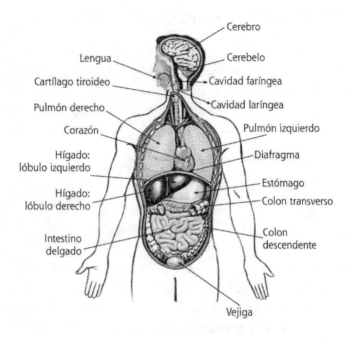

Cerebro
Lengua
Cerebelo
Cartílago tiroideo
Cavidad faríngea
Pulmón derecho
Cavidad laríngea
Corazón
Pulmón izquierdo
Hígado:
lóbulo izquierdo
Diafragma
Hígado:
lóbulo derecho
Estómago
Colon transverso
Intestino
delgado
Colon
descendente
Vejiga

¿Causa de la muerte?: Descuido del colon

La eliminación del alimento no digerido y de otros productos de desecho tiene la misma importancia que la digestión
y la asimilación correcta de la comida. De hecho, no puedo
pensar en nada más significativo y vital que en prevenir el
peligro de los efectos inevitables de la toxemia y de las sustancias tóxicas que se producen como resultado de la falta
de atenciones y de la incapacidad de eliminar las heces, los
detritos y las sustancias de desecho del cuerpo. Pocos de nosotros somos conscientes de que la incapacidad de eliminar los

productos de desecho del organismo provoca tanta fermentación y putrefacción en el intestino grueso (o **colon**), que la acumulación de estos detritos descuidados puede dar lugar (y frecuentemente lo hace) a una muerte lenta.

Me di cuenta de la realidad y de la importancia de este problema en el colon cuando era joven. Estaba visitando a una tía en Escocia cuando, una mañana, un chillido desgarrador procedente del cuarto de estar invadió toda la casa. Allí, en el suelo, enroscada y con una agonía convulsiva, estaba mi prima adolescente favorita. Llamaron al médico de inmediato y dictaminó que le debía haber reventado el apéndice. La llevaron rápidamente al hospital en el carruaje familiar, acompañada por el doctor, pero falleció al cabo de algunas horas. El anciano médico dijo que desconocía la causa de que el apéndice hubiera reventado. En la facultad de medicina no le enseñaron que se trata del resultado natural de no dedicar los cuidados necesarios al colon.* A partir de aquel día, el colon ha sido el centro de mis investigaciones.

Su colon y los alimentos que consume

Si una persona ha ingerido alimentos procesados, fritos o excesivamente cocidos, almidones desvitalizados, azúcar y cantidades excesivas de sal, su colon probablemente no pueda ser eficiente, incluso aunque defeque dos o tres veces al día. En lugar de proporcionar nutrición a los nervios, los músculos, las células y los tejidos de las paredes del colon, estos alimentos pueden provocar la inanición del mismo. Un colon hambriento puede permitir que mucha materia fecal pase a través de él aunque será incapaz de llevar el últi-

---

* Hablaremos del apéndice, sus cuidados y su relación con el colon en un capítulo posterior.

mo de los procesos digestivos y nutricionales y las funciones que tiene asignadas.

Para vivir, el cuerpo humano debe ser alimentado. Las células y los tejidos que constituyen la anatomía son organismos vivos con una increíble resistencia, elasticidad y vitalidad. Para poder reponer y volver a vigorizar a estas células y tejidos, su nutrición debe constar, necesariamente, por cinco elementos: es decir, deben ser alimentos con propiedades dadoras de vida. También hay alimentos cuya finalidad es limpiar y retirar las células y tejidos estropeados y dirigir estas sustancias de desecho hacia el colon para su evacuación.

La fibra, que tan esencial es para la digestión correcta y completa del alimento, es tan necesaria en el colon como en el intestino delgado. Este aporte de fibra debe, no obstante, estar compuesto por alimentos ricos en ella, cosa que encontramos en los alimentos crudos. Cuando estas fibras circulan por el intestino, se magnetizan según parece, y en este estado son de gran utilidad para las funciones que tienen lugar en las distintas partes de los intestinos. Además de recibir los residuos de esa parte del alimento que no es digerida, el colon también se acostumbra a la fibra (los alimentos ricos en ella) de la comida de la que depende para su efecto de limpieza intestinal.

Cuando los elementos minerales del alimento que consumimos están saturados de aceites o grasas, los órganos intestinales no pueden procesarlos con eficacia y son eliminados por el intestino delgado hacia el colon en forma de detritos. Además, el cuerpo tiene una buena cantidad de sustancias de desecho que eliminar a través del colon en forma de células y tejidos estropeados. Cuando por el cuerpo pasan alimentos «desmagnetizados» que no aportan beneficios o aportan muy pocos, la experiencia ha acabado demostrando que éstos dejan una capa sobre las paredes internas del colon parecida al yeso sobre una pared. Con el tiempo, este revestimiento puede incrementar gradualmente su grosor hasta que sólo queda un pequeño orificio en el centro y la materia evacuada puede contener mucho alimento no digerido del que el cuerpo no puede obtener beneficios, o muy pocos. El resultado, por tanto, es una inanición de la que no somos conscientes, pero que provoca que el envejecimiento y la senilidad se aproximen a nosotros a toda velocidad.

La enfermedad y el malestar (a cualquier edad) son resultado directo de cargar al cuerpo con alimentos carentes de vitalidad permitiendo, al mismo tiempo, que los intestinos estén repletos de sustancias de desecho.

El colon: el sumidero del cuerpo

El colon es un sustrato natural para la reproducción de las bacterias. El objetivo y la función de estas bacterias consiste en neutralizar, disipar, evitar y prevenir que se desarrolle un problema tóxico en el colon. No obstante, hay dos tipos de bacterias: las saludables de tipo carroñero, conocidas como bacilos coli, y las del tipo patógeno (que provocan enfermedades). En un entorno adecuado, limpio y sano, las bacterias saludables de tipo carroñero controlarán a las patógenas. Cuando en el colon se generan demasiada putrefacción y fermentación como resultado de no mantenerlo tan libre de heces y de productos de desecho como sea posible, las bacterias patógenas proliferan y aparecen las enfermedades. Es necesario que estos productos de desecho sean eliminados del cuerpo y, con este fin, su colon dispone de un sistema de eliminación muy eficaz. Con esto queremos decir que es «eficiente» **si** está bien, funcionando según el programa adecuado para su condición física.

La más óptima de las dietas puede no ser mejor que la más pésima si el sistema de drenaje o alcantarillado del colón está obstruido por un conjunto de materias de desecho corrompidas. Es imposible, cuando consumimos dos, tres o más comidas al día, no tener residuos acumulados en el colon en forma de partículas de alimento no digerido, además de con el producto final de la comida que ha sido digerida. Por otro lado, los productos de desecho del alimento no sólo se acumulan en el colon, sino que también lo hacen los millones de células y tejidos que han cumplido su función y han sido reemplazados. Estas células y tejidos son proteínas muertas con una naturaleza altamente tóxica si se permite que fermenten y se pudran. Sin duda, conoce el repugnante olor que desprende el cuerpo de un animal muerto y cuyo cuerpo ha empezado a descomponerse. Las células y los tejidos de nuestra anatomía sufren la misma descomposición si se les permite permanecer en el colon más tiempo del necesario.

En pocas palabras: el colon es el sumidero o el sistema de drenaje del cuerpo. Las leyes naturales de conservación e higiene requieren que este sistema de alcantarillado se limpie regularmente, so pena de los innumerables males, enfermedades, dolencias y afecciones que pueden producirse como consecuencia si permitimos que los productos de desecho se acumulen. No limpiar el colon equivale a que todos los basureros de su ciudad fueran a la huelga durante un número indefinido de días. La acumulación de basura en las calles da lugar a gases putrefactos de olor desagradable y no saludables que se dispersan por la atmósfera.

II

EL ESTREÑIMIENTO:
EL MAYOR ENEMIGO DEL CUERPO

¿Qué es el estreñimiento?

La expresión **estreñimiento** (o constipación) deriva de la palabra latina *constipatus*, que significa «apretar, acumular, llenar, atestar». Como consecuencia, estar estreñido significa que la acumulación compactada de heces en el intestino hace que su evacuación resulte difícil. No obstante, puede producirse estreñimiento aun cuando las evacuaciones **puedan parecer normales**, ya que existe una acumulación de heces en algún punto del colon.

El hecho es que el estreñimiento es la primera afección subyacente a casi cualquier problema de salud. Se le puede imputar ser la causa inicial y primaria de casi cualquier alteración en el cuerpo humano. Es vital recalcar que el estreñimiento afecta a la salud del **colon**, del que depende enteramente la salud de todo el cuerpo.

Existen dos crímenes contra la naturaleza que la civilización se consiente a diario. Ambos engendran el más común y popular de nuestros males: el estreñimiento. Uno es el consumo de alimentos desvitalizados y refinados que no logran nutrir a los órganos responsables de la evacuación de los materiales de desecho. El otro, que es dominante, especialmente entre los jóvenes, pero no mucho menos entre los mayores y los más maduros, consiste en no dejar lo que estemos haciendo cuando la necesidad de defecar nos debería conducir al lavabo. La naturaleza es una maestra estricta.

Cómo afecta el estreñimiento al funcionamiento del colon

Si solucionar el problema del estreñimiento consistiera, simplemente, en eliminar, lavando, el material libre que se encuentra en cualquier parte del colon, no sería muy difícil solucionar la situación. Lo más probable es que una lavativa fuera suficiente para potenciar su eliminación. El problema, no obstante, no es tan fácil de solucionar. El estreñimiento implica no sólo una retención innecesaria de heces en el recto, sino también la retención presente en la primera mitad del colon, desde el ciego hasta la parte central del colon transverso. El ciego se encuentra al lado de la válvula ileocecal, al principio del colon. (*Véase* **Tabla de terapia del colon,** pág. 155)

La pared de esta sección del colon cuenta con nervios sensoriales y músculos cuya función es crear movimientos en forma de onda, llamados movimientos peristálticos, para impulsar el contenido del colon desde el ciego hasta el recto para que acabe siendo evacuado. Se trata de una distancia de unos 1,5 m. Si consulta la **Tabla de terapia del colon** verá que el ciego es esa parte del colon ascendente que se encuentra al final del intestino delgado y que el recto es la última parte del intestino.

COLON NORMAL

Esfínteres y sáculos y su interrelación
con los centros anatómicos y la patología

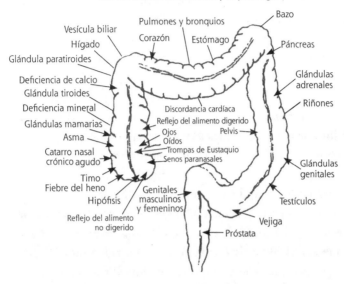

Además de la creación de estos movimientos peristálticos, esta primera mitad del colon tiene otras dos funciones muy importantes. En primer lugar debe extraer, de todos los residuos procedentes del intestino delgado, el material nutritivo disponible que el intestino delgado no pudo digerir. Con este fin, procesa el material que pasa a lo largo de él, procedente del intestino delgado, y absorbe el líquido y otros elementos a través de sus paredes y los envía al torrente sanguíneo. Los nutrientes extraídos por el colon son recogidos por los vasos sanguíneos que recubren sus paredes y son transportados al hígado para ser procesados.

Obviamente, si las heces presentes en el colon han fermentado y se han descompuesto, cualquier elemento nutritivo presente pasaría al torrente sanguíneo en forma de productos contaminantes. Lo que, de lo contrario, habría resultado nutritivo, pasa a dar lugar una **toxemia**. La toxemia es un problema en el que la sangre contiene productos tóxicos producidos por el desarrollo de bacterias patógenas (causantes de enfermedad). Por ejemplo, los granos o espinillas suelen ser el primer indicativo de que la toxemia ha afectado al cuerpo.

La otra función importante de la primera mitad del colon consiste en reunir, procedente de las glándulas ubicadas en sus paredes, la flora intestinal necesaria para lubricar el colon. Demasiadas personas (profesionales y legos) piensan que los enemas y las irrigaciones del colon eliminan la flora intestinal, privando así al colon de un importante medio de lubricación. Esta escuela de pensamiento es totalmente falsa y carece de certidumbres y de hechos. Obviamente, cuando la acumulación compactada de heces en el intestino da lugar al endurecimiento de las mismas, el revestimiento del colon no puede funcionar de forma normal, y las glándulas de este revestimiento no pueden producir la flora intestinal ni la lubricación necesarias. Esta falta de lubricación no hace sino intensificar el estado de estreñimiento y da lugar a una toxemia.

Este endurecimiento fecal interfiere (si es que no evita) en la aportación de la necesaria flora intestinal para la lubricación del colon, en la creación de ondas peristálticas para la evacuación y en la absorción y la utilización de los elementos nutritivos adicionales presentes en las sustancias de desecho que llegan al colon procedentes del intestino delgado.

No es necesario tener mucha imaginación para percibir que la cualidad adhesiva de las heces en el colon puede crear una capa sobre el revestimiento o la pared del colon similar, por su consistencia, a una capa de yeso. Es igualmente obvio que una capa tal, al evitar el funcionamiento normal del colon, tiene el insidioso efecto de convertirse en generadora de toxicidad en detrimento de la salud, la felicidad y la longevidad.

Una estancia en el hospital… cancelada

Hace algunos años, un buen amigo me llamó desde Indiana para decirme que tenían programado ingresarle en el hospital al día siguiente. «¿Por qué?», le pregunté. Me dijo que sufría una obstrucción en el colon y que no podía defecar. La prolongada retención de heces y de sustancias de desecho en el colon puede provocar, y frecuentemente provoca, el bloqueo de la circulación a lo largo del mismo, haciendo que sea imposible defecar. Pregunté a mi amigo cómo, conociendo nuestro programa, no se había sometido a irrigaciones del colon. «Oh —me contestó—, eso queda totalmente descartado. Las más cercanas que puedo obtener son a unos 160 km de aquí.» Le dije que yo viajaría 1.600 km para someterme a una irrigación del colon antes de permitir que me ingresaran en un hospital.

Como acabó sucediendo, mi amigo hizo ese viaje de 160 km y me telefoneó una semana después para decirme que eso le había salvado la vida. Se sentía mejor de lo que se había sentido en años y pronto volvería a ir a que le administraran más irrigaciones del colon. Este caso no es, en modo alguno, un caso aislado. Podría llenar un libro con casos similares.

Mi estudio y mis investigaciones intensivas sobre este asunto me convencen, más que nunca, de que **no** se debería iniciar **nunca** ningún tratamiento ni ninguna cura sin antes administrar al paciente una serie de irrigaciones del colon y retirar la fuente incipiente de la infección. No hay afección, enfermedad o mal que no responda a un tratamiento de forma más rápida y eficaz que tras la administración de una serie de irrigaciones del colon.

III

TERAPIA PARA EL COLON

¿Qué es exactamente una irrigación del colon?

Después de la formación definitiva de esa capa parecida al yeso sobre las paredes del colon, ningún enema la disolverá con eficacia. Además, eliminarla demasiado rápidamente provocaría que el revestimiento del colon quedara «en carne viva» y dolorido. Al igual que sucede al retirar una escayola, el revestimiento fecal del colon debe dejarse en remojo concienzudamente y saturarse con simple agua para que su eliminación se produzca de forma gradual, cómoda y eficaz. Esto se puede conseguir mediante una serie de irrigaciones del colon.

Una irrigación del colon la administra una persona formada y acostumbrada a este trabajo. Puede buscar un listado en las páginas amarillas bajo el encabezado *Irrigaciones del colon*. Consulte también las señas de **naturópatas**, **quiroprácticos** y **fisioterapeutas** y pregúnteles si disponen de los utensilios necesarios para realizar irrigaciones del colon.

Las irrigaciones del colon son, en efecto, unos enemas maravillosos en los que se usan varios litros de agua. El terapeuta, generalmente del colon y diplomado, administra pequeñas cantidades de cada vez, mientras el paciente está tumbado y relajado sobre una camilla conectada a los utensilios necesarios. Para ser eficaz, la irrigación del colon requiere un período de entre media y una hora. Durante ese tiempo pueden introducirse en el colon 75 o 110 litros de agua a través del recto, a un ritmo de varios mililitros cada vez, que luego son expulsados. Las primeras dos o tres irrigaciones pueden demostrar lo sencillo y cómodo que es el procedimiento.

No obstante, los mejores utensilios para las irrigaciones del colon pueden dar lugar a unos resultados muy pobres e insatisfactorios si el asistente no tiene buenos conocimientos sobre la anatomía humana. Por tanto, el mejor complemento a un buen aparato para las irrigaciones del colon es una persona competente.

No es suficiente con conocerlo todo sobre el colon y los principios de la irrigación. Al igual que cada parte de la anatomía dispone de terminaciones nerviosas relacionadas directa o indirectamente con el colon, como se indica en la **Tabla de terapia del colon**, las plantas de los pies están relacionadas, directa o indirectamente, con todas las partes de la anatomía. Recomiendo encarecidamente que toda instalación que disponga de utensilios para la irrigación del colon. También, con una *Tabla de relajación del pie,* enmarcada y colgando de una pared hacia el asistente.

Desde hace algunos años se ha producido una campaña bastante intensa para potenciar que los establecimientos para las irrigaciones del colon instalen utensilios que inyecten, simultáneamente, oxígeno y agua en el colon. El efecto inmediato de este oxígeno es vigorizante, al igual que lo sería una aguja hipodérmica inyectada en el brazo; pero estoy más interesado en los resultados y los efectos a largo plazo. Nuestro

Creador proporcionó al hombre unos maravillosos pulmones mediante los cuales el cuerpo podía obtener el aire fresco natural, compuesto por, aproximadamente, un 20 % de oxígeno y alrededor de un 80 % de nitrógeno. Es un hecho clínico conocido que existen ciertos tipos de problemas pulmonares en los que la inyección de oxígeno en la parte *inferior* de los pulmones es nefasta. En 10-20 minutos el paciente se torna azul. A no ser que esta inyección de oxígeno se cambie por la inyección de aire, el paciente puede morir.

Durante mis muchos años de estudio detallado de la anatomía humana nunca me he encontrado con ninguna glándula, órgano o aparato que nos haya proporcionado la naturaleza para que el oxígeno entre por el colon, excepto aquel oxígeno ya presente en el agua que entra en el cuerpo a través del recto y la humedad natural del colon.

De hecho, he visto a garzas reales y a otras aves similares en Florida estar de pie al lado de un río o estanque, llenarse su largo pico e inyectarse agua en el recto para administrarse un enema o una irrigación del colon. Nunca pregunté a estas aves a qué escuela, facultad o universidad habían asistido o quién les enseñó este principio del lavado interno.

Teniendo en cuenta el efecto a largo plazo de la inyección de oxígeno en el colon durante una irrigación, no estoy del todo convencido de que no existan, eventualmente, algunos efectos adversos. Una buena negociación siempre es convincente, especialmente cuando uno no está familiarizado con las circunstancias implicadas. Personalmente, nunca permitiría que nadie inyectara oxígeno en mi cuerpo, y ciertamente no como respuesta terapéutica a una negociación. Me han administrado muchas irrigaciones del colon, quizás cientos, sin añadir nada al agua y pretendo seguir así.

Al fin y al cabo, nuestro Creador nos proporcionó el **aire** y el **agua** como elementos naturales esenciales para la vida humana. Para proteger al hombre, el **aire** está constituido por un 20 % de oxígeno y no más. Un porcentaje mayor habría sido excesivo para nuestro bienestar. Simplemente piense: una parte de oxígeno más cuatro partes de nitrógeno. El **agua** está constituida por el doble de hidrógeno que de oxígeno, también para proteger al hombre. Demasiado oxígeno puede matar. El sentido común, por no hablar de las investigaciones clínicas, confirman la conclusión de que las inyecciones innecesarias de oxígeno tienen peligros potenciales. Por supuesto, hay afecciones en las que, debido a una deficiencia o alteración, quizás necesitemos más oxígeno del que pueden proporcionarnos los pulmones, pero en tal caso, el oxígeno se administra en los **pulmones**, y **no** en el recto.

Por supuesto, como cabría esperar, hay personas a las que les horroriza la idea de una limpieza interna. Algunas hasta han desarrollado la idea equivocada de que las irrigaciones del colon son beneficiosas sólo cuando están acompañadas de un ayuno prolongado. Esto es, de hecho, una forma bastante rápida de minar y desvitalizar al organismo. Cuando el cuerpo se queda sin nutrición durante más de seis o siete días, las células y tejidos hambrientos se tornan caníbales y se alimentan los unos de los otros.

No es mi trabajo decirle lo que debe o no debe hacer. Use, simplemente, la inteligencia que le ha dado Dios y mantenga sus órganos internos limpios e intactos. Después de todo se trata de **su** cuerpo.

Es **muy** importante que un asistente diplomado esté constantemente presente durante la administración de una irrigación del colon. El paciente nunca debería ser sometido a incomodidades.

No espere que dos o tres irrigaciones del colon revitalicen su organismo si ha descuidado sus excrementos durante 20, 30 o incluso 60 u 80 años, al igual que tampoco esperaría que una píldora hiciera desaparecer sus males y problemas de repente.

Basándome en mis numerosos años de experiencia, investigación y observación, mi opinión meditada es que todo hombre y mujer maduros, independientemente de su grado de inteligencia, deberían darse cuenta de que si desean vivir una vida larga y saludable (y evitar la decadencia y la degeneración propias de la senilidad) deberían tener en cuenta seriamente su estado y someterse a una serie de irrigaciones del colon (docenas, si es necesario) e iniciar este programa de limpieza. A las sustancias corrompidas adheridas a la pared interna de su colon les llevó muchos años acumularse: por tanto, dé a las irrigaciones la oportunidad de limpiarle concienzudamente. Estoy convencido de que, alrededor de dos veces por año a lo largo de su vida, una serie de seis irrigaciones del colon debería ayudar a la Madre Naturaleza a mantener su cuerpo sano. Recuerde que las irrigaciones del colon son más baratas que los costes de hospitalización y de un cirujano y aportan una mayor seguridad a la hora de obtener resultados beneficiosos.

¿Qué ocurre con la diarrea?

La diarrea es la antítesis o lo opuesto al estreñimiento. Es un problema en el que se eliminan unas heces fluidas con frecuencia. Hay varios tipos de diarrea. La diarrea inflamatoria es la más común y es la provocada por la congestión de la mucosa del colon. Todo el cuerpo experimenta un enfriamiento rápido que provoca la supresión de la transpiración y, en el caso de la mujer, también ralentiza la menstruación. Otro tipo de diarrea es la pancreática, que es una forma de diarrea poco consistente, viscosa y glutinosa debido a una alteración del páncreas. También está la diarrea parasitaria, provocada por la presencia de parásitos intestinales.

Cada tipo de diarrea que he tenido ocasión de estudiar ha respondido favorablemente al someterse el paciente a las irrigaciones del colon. Esto parece una contradicción, pero déjeme comentarle uno de los muchos ejemplos de los que me han informado directamente.

Se trataba del caso de una mujer con una diarrea grave que durante seis o siete años no encontró alivio. También estaba afectada por la incapacidad de orinar. Se sometió a la administración de fármacos, medicamentos e inyecciones, pero todo fue en vano. Le habían administrado tantas inyecciones como para matar a un rinoceronte, y cada una de ellas le había hecho encontrarse peor que nunca.

Acabó por consultar a un médico amigo mío que, a su vez, me pidió que le diera mi opinión. Tan pronto como la vi le dije a mi amigo que, si estuviera en su lugar, le empezaría a administrar irrigaciones del colon de inmediato. Tanto él como la paciente se rieron con la simple idea de tal procedimiento. No obstante, tomamos una radiografía que confirmó mis sospechas y al final estuvo de acuerdo en intentarlo con algunas irrigaciones del colon, pese a que seguía afirmando que la indicación de una irrigación del colon era para solucionar una obstrucción intestinal y no para una diarrea tan copiosa. Con menos de seis irrigaciones del colon había expulsado unos 7 kg de materia fecal corrompida. Su diarrea remitió gradualmente y la eliminación de las impacciones fecales, que estaban acumulándose en el colon y presionando la vejiga, permitieron que volviera a orinar con normalidad.

Si consumimos alimentos cocinados o procesados, varias defecaciones diarias *no* son un indicativo suficiente de que todo esté bien.

El peligro de los laxantes y los purgantes

Los laxantes y los purgantes son «un gran negocio». Esto es algo evidente debido a la incidencia del estreñimiento. ¿Qué sucede cuando se toman laxantes y purgantes? El resultado suele ser la eliminación de detritos del intestino. Pero, ¿por qué sucede esto? Sencillamente porque el colon se irrita tanto a la hora de expulsar el irritante laxante que cualquier otra cosa que estuviera suelta le acompaña. Hemos visto que el uso de laxantes y purgantes no sólo está creando hábito sino que, además, es, indudablemente, destructivo para la membrana del intestino. Los laxantes y los purgantes alteran el ritmo normal de los órganos excretores que, tarde o temprano, se rebelan. Ésa es la razón por la que tanta gente empieza tomando laxantes suaves y pronto pasan a tomar purgantes antes de alcanzar el punto de no retorno.

> Quería haber hecho la carrera militar. Como sufría estreñimiento, su médico le recetó laxantes. Éstos eran cada vez menos eficaces hasta que enfermó y acabó postrado. Los especialistas le sometieron a muchas pruebas y acabaron decidiendo que si le extraían todos los dientes quizás se curara. ¡No fue así! Por último, una operación exploratoria determinó la obstrucción casi total de su colon. A ello, le sucedió una colostomía y se le excluyó definitivamente del ejército. Le di los consejos que pude y se marchó.
>
> De vuelta a San Francisco mejoró algo: lo suficiente para buscar un trabajo. Tenía una cita con uno de los ejecutivos de una gran corporación y se presentó rápidamente en la elegante y alfombrada oficina del ejecutivo. Al final de la entrevista, cuando estaba a punto de marcharse, la parte inferior de su bolsa de la colostomía se abrió, vertiendo su contenido sobre la alfombra. El joven salió corriendo hacia casa para ver a su hermana, con la que vivía y le explicó exactamente lo

que había pasado. Luego se fue a su habitación y se pegó un tiro en la cabeza. Su hermana me dio esta trágica noticia. *¡Cuide su colon!*

Dese cuenta de que un cirujano ha recibido formación para cortar, amputar y extirpar. No queda dentro de su campo de acción irrigar el colon u ordenar que lo hagan. No es sorprendente que casi todos (probablemente sin excepción) los que se han visto sometidos a una colostomía no supieran lo que les estaba esperando hasta que despertaron después de la operación. Luego, para su disgusto, conocieron todas las implicaciones de una colostomía.

Sea prudente, sea inteligente y, citando un viejo refrán, «Más vale prevenir que curar». No confíe en mis palabras si no quiere. Demuéstreselo a sí mismo sometiéndose a una serie de irrigaciones del colon. Mi vida no se verá afectada por lo que usted haga o deje de hacer, pero la vida que podría salvarse sería la **suya**.

Un colon sano: dura toda la vida

En las páginas anteriores hemos aprendido la importancia vital que tiene mantener su colon limpio y lavado periódicamente. Ahora estudiaremos la forma misteriosa y milagrosa mediante la cual ciertas áreas del colon están, directa e indirectamente, relacionadas con los distintos órganos y glándulas de toda la anatomía. ¿Qué tiene que ver un grano con el colon? ¿Qué relación tienen los problemas en los ojos, los oídos o la garganta con el colon? ¿Cómo es posible que el colon tenga algo que ver con la cabeza, los pies, el corazón o las glándulas? Cuando se produce alguna alteración en alguna zona concreta del colon, podemos decir en qué parte de la anatomía está presente o es probable que aparezca el problema. El colon está íntimamente relacionado con cada célula y tejido del cuerpo, tal y como aprenderá cuando acabe de leer este libro.

A primera vista, esta afirmación parece absurda. No obstante, debemos tener en cuenta que nuestros problemas empezaron en el momento de nacer, en cuanto respiramos por primera vez. ¿Se fijó mamá cómo y qué eliminaban los intestinos de su bebé? La regularidad de los intestinos debería comenzar en el momento del nacimiento y continuar hasta que la autopsia indique hasta qué punto hemos cuidado o descuidado las atenciones que debe recibir el colon. Generalmente, la degeneración progresiva del colon empieza poco después del nacimiento. El colon de un bebé normal es perfecto durante un tiempo. Desde la niñez y a lo largo de la adolescencia, la disciplina (o la falta de ella) es responsable, en gran medida, de este problema. Por tanto, los conocimientos y el libre albedrío determinan el estado del colon y su efecto en la salud física, mental y espiritual a lo largo del resto de su vida.

Le invito a estudiar cada parte de este libro con el mismo estado de conciencia que le permite percibir el milagro que suponen la radio y la televisión. Simplemente piense en lo que ha conseguido el hombre en esta fecha y esta generación. Ha podido condensar y aprovechar la energía cósmica del universo en el interior de una diminuta cajita que llamamos radio. Con la radio podemos canalizar las vibraciones u ondas de la energía cósmica simplemente sintonizando una pequeña ruedecilla o dial. Esté donde esté, ya sea en su hogar o en la oficina, puede escuchar una sinfonía o conversaciones que se producen a 5.000, 10.000 o 15.000 km. ¿No es maravilloso? Si el hombre puede descubrir e inventar cosas tan maravillosas, ¿no hizo nuestro Creador algo infinitamente superior cuando dotó al hombre de un sistema electrónico que supera cualquier cosa que el hombre pueda hacer?

Simplemente piense: justo aquí, en mi mesa, dispongo de una cajita con números y cifras sobre «teclas». Presiono las teclas con ciertos números y luego sumo, resto, multiplico o divido o hago algún otro cálculo matemático y aparece la respuesta correcta en una ventanita con cifras iluminadas. Con esta calculadora electrónica he podido llevar a cabo doscientos, trescientos o más cálculos en un solo día, cosa que hace años me hubiera llevado varias semanas. Esto no es tan milagroso como la respuesta de mi colon, si es que hay algo dentro de mí que requiere atención.

De hecho, eso es exactamente lo que es el cuerpo humano: un ordenador misterioso y milagroso regido por una glándula diminuta: el hipotálamo, localizada en el mesencéfalo (parte central del cerebro). Todo lo que sucede en el organismo humano es vigilado, controlado y administrado por el hipotálamo.

Cada capítulo de este libro indica la relación entre el colon y una parte correspondiente de la anatomía humana. De hecho, después de haber estudiado y captado lo que les presento, podrá entender mejor su propia anatomía, además de la de su hijo, y puede que tenga más probabilidades de hacer frente a sus afecciones y dolores, además de a los de sus hijos. Puede que esto hasta le ayude a evitar el lamentable estado de senilidad precoz tan frecuente en la actualidad. ¿Por qué es tan frecuente? Porque la gente no logra comprender la necesidad de cuidar su órgano milagroso: el colon. Cada capítulo de este libro indica la relación existente entre el colon y la parte del cuerpo que se indica en el título. He probado el material descrito y lo he explicado en las siguientes páginas de forma convincente para mí, sin dudas ni ambigüedades.

IV

EL HIPOTÁLAMO: EL CENTRO
DE CONTROL DE SU CUERPO

Ninguna función ni actividad pueden tener lugar sin **energía**. Esto es total e indudablemente cierto en lo que respecta al cuerpo humano. Desde el momento de la concepción, la actividad permite que el feto humano crezca. Tras el nacimiento, y a lo largo de toda la vida del cuerpo, nada puede llevarse a cabo sin energía: la sangre no puede reorganizarse; los millones de millones de corpúsculos del interior de los glóbulos rojos (la hemoglobina) no pueden reproducirse en el interior de los huesos; las glándulas no pueden sintetizar hormonas; los nervios y los músculos no pueden funcionar.

El hipotálamo, ubicado en medio del cerebro, es el encargado de distribuir al cuerpo la cantidad adecuada de energía. A día de hoy se ha descubierto, en comparación, poco sobre la amplia serie de las funciones «administrativas» del hipotálamo.

EL HIPOTÁLAMO

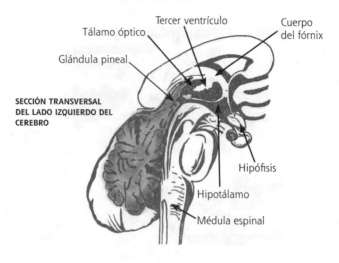

Tercer ventrículo

Tálamo óptico

Cuerpo del fórnix

Glándula pineal

SECCIÓN TRANSVERSAL
DEL LADO IZQUIERDO DEL
CEREBRO

Hipófisis

Hipotálamo

Médula espinal

Si observamos la ilustración, podremos ver que el hipotálamo no es una glándula, sino un simple haz de fibras, nervios y vasos sanguíneos que proceden del tálamo, que se expande a ambos lados del área conocida como tercer ventrículo. (La palabra *ventrículo* significa «una cavidad o cámara en el interior de un órgano».) Dos ramas del tálamo son el metatálamo y el epitálamo, que están unidos a la glándula pineal. La estructura del hipotálamo forma la mayor parte de la base del tercer ventrículo. Está rodeado, de forma parecida a una cápsula, por fibras nerviosas y las numerosas células nerviosas, **las conexiones de las cuales no se han determinado en toda su extensión**.

La energía que el cuerpo usará no aparece al azar, sin control y sin dirección. ¿De dónde procede la energía de nuestro cuerpo y cómo se distribuye? Es difícil que el lego comprenda el hecho de que la energía primaria que permite que las glándulas funcionen es esa evasiva energía cósmica que es la base de la vida y de la actividad en todo lo que hay en este universo.

¿Qué son las vibraciones de energía cósmica?

Todo el universo está formado por un número infinito de vibraciones que, en cifras muy concentradas, forman la materia, la sustancia, o cosas intangibles, de forma parecida a cómo los miles de hebras individuales en el telar de un tejedor forman un paño mediante la urdimbre y la trama (o mediante el cruce y vuelta a cruzar) de las hebras. Las vibraciones de la energía cósmica son vibraciones (o longitudes de onda) en la magnitud de números inconcebiblemente astronómicos de cantidades por milímetro (en cuanto a la longitud) o por segundo (en cuanto al tiempo).

El diccionario Webster define las vibraciones como el movimiento periódico de las partículas de un cuerpo o un medio elástico en direcciones alternativamente opuestas desde la posición del equilibrio perfecto, al verse alterado dicho equilibrio. La palabra *cósmica* significa «perteneciente al **cosmos**», que es un sinónimo del universo.

El diccionario Webster aporta una definición bastante extensa de la energía, que resumiré como que se trata de la existencia real de la forma, que proporciona la causa para la vida; fuerza ejercida de forma eficaz y energéticamente; la capacidad para desempeñar un trabajo.

A partir de las definiciones anteriores, podemos concluir que las vibraciones provocan o generan energía, y la energía es resultado de las vibraciones.

El hombre ha podido aprovechar las vibraciones de la energía cósmica de muchas maneras. Un método es mediante un generador de corriente eléctrica que condensa el número infinito de vibraciones en el casi insignificante volumen de

60 ciclos o vibraciones por minuto en la corriente eléctrica de nuestros hogares, oficinas y tiendas.

Compare estas 60 vibraciones por **minuto** en el cableado eléctrico de su hogar con las 49.390.000.000 vibraciones por **segundo**, que es el número de vibraciones de la energía cósmica de las que está compuesto el cuerpo de un hombre sano. El cuerpo de una mujer sana está formado por sólo 20 millones de vibraciones menos que un hombre: es decir, 49.370.000.000 vibraciones.

Como el número de vibraciones es tan astronómico como para provocar confusiones en la mente de los no iniciados, Jonas Angstrom, astrónomo y físico, determinó, hace unos 100 años, que una unidad de 10 millones de vibraciones por milímetro constituía una unidad Angstrom. Esta unidad ha simplificado enormemente los cálculos de las vibraciones de la energía cósmica.

De hecho, los colores son una red trenzada de vibraciones con un número infinito de variedades de cada color, dependiendo del número de vibraciones existentes por encima o por debajo del número de vibraciones presentes en el color puro.

Según la base de la unidad Angstrom, vemos que las vibraciones de los siguientes colores puros son:

Violeta	4.500 U.A.	Verde	5.000 U.A.
Azul	4.750 U.A.	Amarillo	6.000 U.A.
Naranja	6.500 U.A.	Rojo	8.000 U.A.

Cada una de las distintas partes y glándulas del cuerpo humano tiene su propio ritmo individual de vibraciones de energía cósmica, independientemente de la suma total de las vibraciones compuestas del cuerpo. Por ejemplo, la vida de una persona está en su sangre, concretamente en los corpúsculos de sus glóbulos rojos (o hemoglobina). Vemos que la hemoglobina en buen estado está compuesta por, aproximadamente, 82.500 millones de vibraciones por segundo. De forma similar, las vibraciones de los pulmones son de 67.250 millones por segundo, las de la hipófisis son de 58.000 millones por segundo y las del oído son de 47.750 millones por segundo. Cada parte de la anatomía humana tiene sus propias vibraciones concretas.

Cuando los problemas y las enfermedades afectan al cuerpo humano, sus vibraciones descienden o se reducen, y cuando el cuerpo enfermo se ha curado de sus males, las vibraciones vuelven a la normalidad y la persona se siente fuerte y llena de energía.

Con estos ejemplos y explicaciones sobre las vibraciones de la energía cósmica, debería resultar fácil comprender que un sistema de diagnóstico correcto debería basarse en las lecturas de estas vibraciones. Cuando el cuerpo está enfermo, el tipo, la calidad y el grado de la afección podría determinarse correctamente. Mediante el análisis de las vibraciones de cada una de las partes del cuerpo enfermo, se podría dilucidar cuál es el órgano o la glándula implicados y tratarse.

La estación receptora de la energía cósmica en el cuerpo

La glándula pineal y el hipotálamo tienen una relación directa gracias al tálamo. La glándula pineal actúa a modo de antena o estación receptora del cuerpo, y está en contacto directo, de alguna forma imponderable, con las vibraciones de la energía cósmica del universo. Si toda la energía de las vibraciones de la energía cósmica fuera recibida por el cuerpo, ésta sería más devastadora que millones de voltios. Por tanto, el tálamo actúa a modo de amortiguador entre la glándula pineal, que capta la energía cósmica, y el hipotálamo, que es el transformador que reduce el voltaje de la energía cósmica al nivel necesario para el cuerpo. Como transformador, el hipotálamo administra, regula y controla el flujo de esta energía hacia cada glándula, órgano y parte de la anatomía.

Su hipotálamo está siempre alerta

Debido a su función administrativa, el hipotálamo es sensible, por naturaleza, al estado de cada parte de la anatomía. Si la fermentación y la putrefacción se inician en cualquier parte del cuerpo, es tarea del hipotálamo alertar sobre qué parte del sistema es probable que se vea afectada a partir de ahí. Como consecuencia, se ordena al sistema linfático que se ponga en marcha y que intente proteger cualquier parte que pueda estar afectada.

Para aportar un ejemplo, si el colon de una mujer sufre un grave impacto o está afectado por una fermentación excesiva en la zona del colon marcada con la etiqueta de **glándulas mamarias**, es más que probable que los nódulos linfáticos de la zona del pecho recojan material de desecho, seguramente procedente del colon, y que lo almacenen en dichos nódulos linfáticos, provocando que aparezca un bulto o tumor a modo de advertencia. He sabido de casos en los que la aplicación de irrigaciones del colon hizo que estos tumores desaparecieran en cuestión de días. Las advertencias más importantes debidas al descuido del colon son las alteraciones glandulares.

No es casual que el centro del colon transverso (*véase* la **Tabla de terapia del colon** para ubicarlo) esté relacionado con el hipotálamo. Es en dicho punto del colon en el que cesa la absorción de líquido y elementos nutritivos

EL HIPOTÁLAMO, EL TÁLAMO
Y LA GLÁNDULA PINEAL

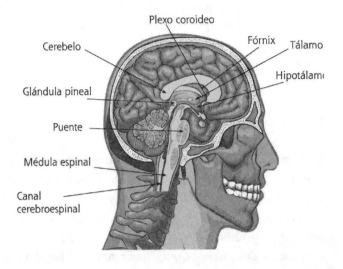

(que ya han pasado por el ciego y han sido propulsados a lo largo del colon ascendente), y la propulsión del material de desecho y de las heces continúa hacia el recto. Las impurezas presentes en el cuerpo tienen un efecto evidente sobre la mente y el carácter; un cuerpo pútrido refleja su problema al nivel al que funciona la mente. Las palabrotas, el mal comportamiento y la vulgaridad son incompatibles con un cuerpo limpio por dentro y por fuera.

Es realmente fantástico intentar evaluar las ramificaciones de las funciones administrativas del hipotálamo. Puede que pase mucho tiempo hasta que la ciencia sea capaz, incluso con el ordenador más complejo, de convertir estos problemas imponderables en cifras matemáticas. Incluso nuestros pensamientos están sujetos, en mayor o menor medida, a las funciones del hipotálamo.

Teniendo en cuenta el hecho físico de que los nervios se extienden a cada parte del cerebro, desde el hipotálamo, y que cuanto más limpio esté el cuerpo mayores serán las vibraciones de la energía cósmica disponibles para el cerebro, vale realmente la pena limpiar el cuerpo y mantener el colon constantemente limpio y sano.

La hipófisis: vecina del hipotálamo

Un vistazo a la ilustración del colon **normal** (*véase* pág. 19) le revelará la forma de un colon sano. Desgraciadamente, lo más probable es que sólo encontremos este contorno perfecto en el colon de un bebé de corta edad antes de que los alimentos incorrectos hayan tenido la oportunidad de alterarlo. Ésta es la forma diseñada por nuestro Creador. El hombre, como **agente moral libre** que es, ha corrompido constantemente los alimentos y las bebidas que ha ingerido, hasta dar lugar a tremendas distorsiones del colon mientras crece. El colon no se ve afectado de una día para otro. Cada vez que se acumula materia de desecho en el colon, lo que da como resultado fermentación y putrefacción, se produce una alteración en la zona afectada del colon y en su parte correspondiente de la anatomía corporal. Las zonas anatómicas afectadas en relación con los distintos sáculos del colon se muestran en la **Tabla de terapia del colon**.

El colon inicia su recorrido en su lado derecho, dentro o justo por encima de la ingle, en la pelvis. El primer saco, que verá en el lado izquierdo del dibujo y en la parte inferior del colon ascendente, se llama *ciego*. En el centro de la parte inferior de este saco verá escrita la palabra **hipófisis**. Esto significa que la hipófisis (ubicada en el cerebro) y esta zona del colon tienen una relación electrónica, vibratoria.

LA HIPÓFISIS

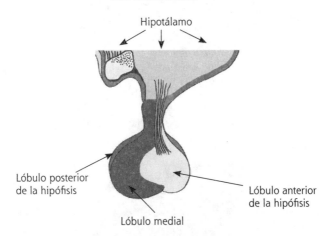

Hipotálamo

Lóbulo posterior
de la hipófisis

Lóbulo anterior
de la hipófisis

Lóbulo medial

Cuando una radiografía del colon muestra que esta bolsa tiene una forma de «V», tal y como aparece en la ilustración de la página siguiente, podemos estar seguros de que un grupo de gusanos parásitos ha colonizado este lugar. Generalmente he comprobado que se trata de tenias. Esta afección de la bolsa del ciego en el colon suele dar como resultado el desarrollo de un estado de fatiga constante.

La hipófisis, tal y como podrá ver en la ilustración, está formada por tres secciones: el lóbulo posterior o parte nerviosa, lo que indica su relación con el sistema nervioso del cuerpo; el lóbulo anterior, o parte glandular; y el lóbulo medial, que consiste en una franja entre los dos lóbulos anteriores.

Los tres lóbulos de la hipófisis se ven directamente afectados por cualquier alteración grave en esta región del ciego. La hipófisis posterior, por tener conexiones nerviosas directas con el cerebro, está implicada en prácticamente todas las actividades del cuerpo, por lo que cualquier cosa normal en esta ubicación del ciego tiene repercusiones de muchas maneras insospechadas.

EL CIEGO

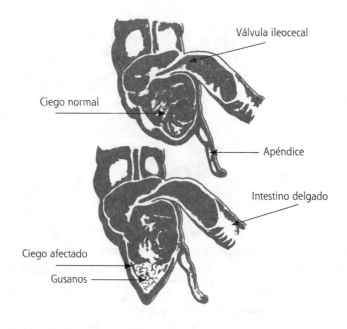

Válvula ileocecal

Ciego normal

Apéndice

Intestino delgado

Ciego afectado

Gusanos

Piense en la temperatura corporal, que el lóbulo posterior de la hipófisis controla de muchas maneras. Cuando hace calor, los poros de la piel se abren y permiten la transpiración, y cuando hace frío, los poros están cerrados para retener el calor en el interior del cuerpo y evitar la evaporación. La hipófisis posterior también está implicada en la regulación del agua en nuestro sistema corporal. El cuerpo está compuesto por entre un 75 y un 80 % de agua destilada, que es esencial para el flujo del torrente de la linfa. Este torrente de agua recoge las impurezas por todo el cuerpo, que acaban pasando a través de los riñones y del colon. Un tipo de alteración del colon puede provocar que haya una cantidad excesiva de líquidos en el mismo, lo que da como resultado la diarrea. Otro tipo de alteración puede evitar que el agua llegue al colon, dando lugar al estreñimiento, y que las heces estén secas y su eliminación sea dolorosa. Por tanto, existe una relación íntima entre la hipófisis posterior y el ciego. La hipófisis anterior, por otro lado, está relacionada en las funciones de las glándulas, sintetizando hormonas para los órganos reproductores, las glándulas adrenales, la glándula tiroides, el hígado y el páncreas. Cada uno de estos casos será comentado en sus capítulos respectivos, en su debido orden. Es claramente evidente cómo una alteración en esta zona del ciego tiene muchas derivaciones.

En mi libro *Become Younger*, expuse el caso de un hombre joven que pasó por el sufrimiento de las vacunas propias del servicio militar y, como consecuencia de ellas, acabó debilitado. Los medicamentos agravaron su problema y le licenciaron debido a su incapacidad, aunque tras el tratamiento que le aplicamos resultó estar en una excelente condición física. Cuando acudió a nuestra consulta, hicimos que le tomaran una radiografía del colon, que reveló el típico contorno del ciego cuando está infestado por nidos de gusanos. Eliminó muchísimos gusanos y mejoró. Podemos leer su caso en *Become Younger*.

Muy pocas personas son conscientes de cómo el estado del colon está relacionado con el cansancio, y especialmente con el estrés y el nerviosismo. Antes de alcanzar el punto de peligro de estas alteraciones insidiosas, el colon intenta dar señales de advertencia, a veces en forma de calambres, aunque generalmente en forma de las incomodidades, más o menos graves, propias del estreñimiento. Éstas nunca atacan al ser humano «por las buenas». Cuando se llega al límite de tolerancia, el problema se ve desencadenado por sucesos tales como la muerte de un ser querido, problemas familiares, el divorcio o la separación. Las lesiones, la pérdida del trabajo o los problemas económicos, además de cualquiera de entre tres o cuatro docenas más de calamidades personales, pueden ser factores desencadenantes. Es casi imposible mantener la mente fría y un equilibrio mental y espiritual adecuado cuando permitimos que el colon pase demasiado tiempo sin recibir atenciones. La relación entre la hipófisis y el ciego, además de las funciones del cuerpo en su conjunto, es tan íntima que no puede pasarse por alto.

Hemos visto que las irrigaciones del colon pueden, y de hecho consiguen, evitar muchas más dolencias de las que la gente cree. No es suficiente con sólo una o dos irrigaciones del colon para luego olvidarse. Uno debería someterse a tantas como sea necesario para dejar el colon perfectamente limpio. Una vez que el colon se ha lavado concienzudamente, se deberían recibir por lo menos seis irrigaciones dos veces por año a lo largo de toda la vida. Prevenir es mucho mejor que curar, especialmente para evitar la senilidad prematura.

V

MANTENER LA CABEZA DESPEJADA

Los ojos

Entre la válvula ileocecal (en el colon) y la confluencia del siguiente sáculo que se encuentra por encima de ella, tenemos la zona que refleja su relación con los **ojos**. Aquí nos encontramos con otra situación muy delicada. El sistema óptico es todo un milagro digno de observar.

Es un pecado ver cómo la gente trata y da por sentado sus ojos y su vista, hasta que ésta empeora o se pierde. Esta zona, quizás más que cualquier otra, debería tratarse con el máximo respeto.

De hecho, nuestro sistema visual es demasiado complejo como para describirlo de manera inteligente en una disertación tan breve. En primer lugar, los ojos son meros contribuyentes en nuestra percepción visual de las cosas. De forma parecida a nuestro oído, las vibraciones de la energía cósmica son el medio mediante el que se transmiten las formas y los colores al cerebro para su interpretación, que verbalizamos con la palabra «Veo».

EL OJO

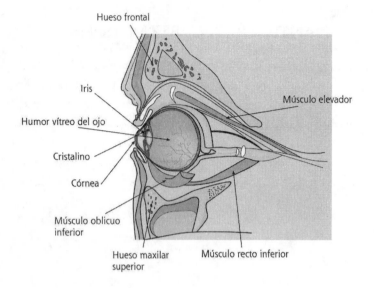

Hueso frontal

Iris

Humor vítreo del ojo

Cristalino

Córnea

Músculo oblicuo inferior

Músculo elevador

Hueso maxilar superior

Músculo recto inferior

El primer paso en nuestra visión implica a la retina, que es la delicada membrana del ojo que representa la expansión final o terminal del nervio óptico. Aunque la retina es muy fina, está compuesta por varias capas, entre las que se encuentran las capas pigmentadas, que captan el color; luego viene la capa nerviosa y, tras ella, otras siete capas. El estado de cada una de estas capas se refleja en el tipo, la calidad y el grado de la visión. Es como el conjunto de lentes de una cámara complicada.

En la primera capa de la retina hay *bastones* y *conos*, que transmiten las vibraciones del objeto, en forma de mensaje, a las células nerviosas, al quiasma o cruce óptico, y luego acaban en el tálamo y el tercer ventrículo. El tercer ventrículo es un espacio abierto muy importante en el interior de la sien y que se extiende entre el tálamo óptico y el cerebro. (*Véase* la ilustración del hipotálamo.)

Para argumentar la presencia de los bastones y los conos en la retina, debería saber que hay, en conjunto, unos 125 millones (sí, eso es, 125 millones), aparte de 1.250.000 fibras en el nervio óptico. Podría estaría justificado considerar que, con estas cifras, dispondríamos de un amplio margen de seguridad en la retina, en especial, y con respecto a la vista, en general; pero recuerde que estos objetos diminutos, infinitesimales y microscópicos necesitan dos cosas muy esenciales para proporcionarle visión: nutrición y limpieza. Necesitan abundante alimento nutritivo y natural y unos canales excretores limpios para la eliminación de los productos de desecho tóxico del cuerpo. Con el poco tiempo y espacio de los que disponemos aquí, supondría una tarea demasiado ardua describir los caminos que los objetos que está observando deben tomar para ser transmitidos con precisión a su cerebro, de forma que pueda usted comprender e interpretar correctamente lo que ve. En otras palabras, las formas, los contornos, los colores y la perspectiva de los objetos que se encuentran en su campo de visión son transmitidos mediante impulsos vibratorios a través del respectivo laberinto de nervios correspondientes a cada objeto, y todos estos impulsos se coordinan en el cerebro, de forma que éste le transmitirá en detalle el objeto que está viendo.

Un oftalmólogo ha dedicado muchos años y dinero para poder comprender, diagnosticar y corregir la mecánica de su visión. Sólo he conocido a un especialista que, conociendo mi línea de investigación, me dijo una vez: «Ve y sométete a una serie de irrigaciones del colon, bebe muchos zumos, vuelve a mi consulta en dos o tres meses y veré lo que puedo hacer por ti».

Este consejo me lo dieron en una ocasión en la que había vuelto a casa, en Anaheim (California), tras haber estado fuera, dando clases durante tres meses en el este y el sur de

EE.UU. Estaba conduciendo un coupé sin capota que tiraba de una caravana por un desierto achicharrador de Arizona a una temperatura de 48 °C. El parabrisas del vehículo era anticuado: era recto en la parte superior y estaba abierto desde la parte superior a la inferior. Conduje hasta casa con la capota bajada y llegué con una cara parecida a una langosta cocida. A la mañana siguiente conduje hasta Los Ángeles y fui a un comercio a hacer una llamada. Al mirar el listín telefónico no vi más que líneas negras: ¡no podía ver ni una letra! Sorprendido, estaba valorando mi dilema cuando una mujer desconocida me dio un golpecito en el codo y me preguntó: «¿Qué tipo de maquillaje usa? ¡Tiene un aspecto tan natural!».

Le respondí: «Es el sol del desierto».

«¿Dónde puedo conseguirlo?», me preguntó.

Le dije: «Conduzca en un vehículo descapotable por el desierto de Arizona a 48 °C».

Me puse en contacto de inmediato con mi amigo, el oftalmólogo, y seguí su consejo. Durante tres semanas me sometí a tres irrigaciones del colon por semana y bebí, además de mis otros zumos y ensaladas, un litro diario de la combinación de zumo de zanahoria, apio, perejil y endibia. Volví a su consulta antes de que pasara un mes y pensó que se trataba de un milagro. Me puso unas gafas que usé, sólo para leer, cuatro o cinco semanas. Un día, en el automóvil, me senté accidentalmente encima de ellas y no las sustituí por otras.

Ni los zumos ni las irrigaciones del colon por sí solas, la una sin la otra, hubieran sido tan eficaces como **la combinación** de ambas.

Debería mencionar aquí los daños que los elementos minerales inorgánicos del agua podrían haber provocado en el sistema óptico. Estos elementos no pueden ser asimilados adecuadamente por el cuerpo humano. El cuerpo *necesita* elementos minerales, pero deben obtenerse de las plantas, en la que los elementos inorgánicos de la tierra se convierten en alimento nutritivo y lleno de vida. Una persona que beba medio o un litro de agua de pozo, manantial o del grifo a diario haría, a lo largo de 40 años, que pasarán a través de su cuerpo entre 90 y 135 kg de cal. Afortunadamente, la mayor parte es eliminada, pero parte será retenida. Dependiendo de en qué parte del cuerpo se deposite este remanente, se desarrollarán, tarde o temprano, problemas en ese lugar. Se podría echar la culpa de muchos ataques cardíacos a estos elementos inorgánicos que obstruyen los vasos sanguíneos. Se podría atribuir la presencia de varices a estos elementos minerales inorgánicos como factor contribuyente. El sistema óptico no es menos susceptible de verse afectado. La respuesta consiste, simplemente, en usar sólo agua destilada mediante vapor. Mi libro *Water Can Undermine Your Health* le proporcionará la información necesaria para protegerse de este peligro. Por supuesto, los zumos frescos de frutas y hortalizas crudas están compuestos por agua pura y destilada de forma natural. Recuerde que, de hecho, el cuerpo humano está compuesto por entre un 75 y un 80 % de **agua destilada**.

Casi toda la gente con una buena vista la da por sentada. Esto es un gran error. Cuando no cuidamos nuestros ojos, quedamos plenamente expuestos a problemas futuros. La cuestión es que la gente no puede imaginar ser incapaz de ver. Casi cada persona mayor con la vista limitada podría explicarle su historia de congoja por no haber proporcionado a sus ojos las atenciones necesarias. Al mismo tiempo, nunca pierda de vista, ni por un momento, el hecho de que, con demasiada frecuencia, el colon es un factor contribuyente en los problemas oculares.

Hace años tenía un amigo en Nueva York. Era cincuentón y era un capitán retirado del regimiento de los Scottish Highlanders. Cuando vivió en Gran Bretaña siempre tuvo una vista perfecta, pero desde su llegada a EE.UU., sin ser consciente de los daños, se había permitido los caprichos propios de los alimentos americanos procesados y fritos. Acabó con un importante estreñimiento, un problema que nunca le había afectado en Escocia. Un día se quejó de que tenía problemas con sus ojos y me dijo: «Me pregunto si tener que esforzarme para defecar, debido a este fastidioso estreñimiento, podría haber afectado a mis ojos». Le dije que, sin duda, podía ser un factor contribuyente de los problemas que estaba experimentando con su retina. Cuando acudió a la consulta de un buen oftalmólogo, todo esto se vio confirmado.

Nunca subestime el valor de un colon limpio. Anticípese. Haga todo lo posible por evitar la pérdida de visión y la senilidad prematura.

Problemas de las orejas y el oído

Progresando en sentido ascendente por el diagrama del colon, pasada la válvula ileocecal, llegamos a una zona especialmente sensible que está **relacionada, de algún modo**, con el área del cerebro que controla al **oído**: el sistema auditivo o acústico.

Se debería comprender que la relación entre los sáculos del colon y los distintos órganos y las glándulas (o partes del cuerpo alejadas del colon) no implica, necesariamente, una afección grave, aunque tales problemas se producen ocasionalmente. Tal relación, que puede darse en el momento de máxima fermentación o putrefacción en el colon, puede progresar para, sencillamente, ser un signo de advertencia.

Por ejemplo, puede desarrollarse una úlcera en este sáculo concreto del colon, y esta irritación puede afectar al sensible sistema auditivo. La práctica común, cuando la irritación es lo suficientemente molesta, es consultar a un otorrinolaringólogo. Si no logra solucionar el problema, éste empeorará. Por otro lado, si conocemos la **terapia del colon**, nos someteríamos, en primer lugar, a una serie de irrigaciones del colon. Hemos visto que el resultado de este método suele ser la completa desaparición de los problemas del oído, a veces en cuestión de horas. Esto nos demostraría que la irritación del oído era una señal de la necesidad de limpieza interior. Han sido estos resultados acumulativos y satisfactorios los que han conseguido que investigáramos en mayor profundidad.

Por supuesto, siempre debemos ser conscientes de las relaciones existentes entre las glándulas diseminadas por nuestro cuerpo. La función del sistema auditivo se encuentra bajo la administración del hipotálamo, en el mesencéfalo que, a su vez, opera mediante la hipófisis. Obviamente, es necesario un amplio conocimiento de la anatomía humana y de todo el sistema de funciones y actividades interrelacionadas de las muchas partes del cuerpo para realizar un diagnóstico satisfactorio.

Podemos estar seguros de que nunca podremos equivocarnos si empezamos, desde un buen principio, con irrigaciones del colon. Si el cuerpo se ha cuidado y nutrido desde la infancia tal y como estaba previsto, y se ha prestado una atención meticulosa a la eliminación de las sustancias de desecho, no deberían existir dolencias ni molestias corporales. Nuestro problema es que la **civilización** se ha vuelto adicta al adoctrinamiento, a la capacidad comercial y a una forma de pensar incorrecta. No podemos mirar al interior del cuerpo, y por ello, a veces una radiografía supone una ayuda fabulosa. No sólo puede determinar el estado del colon y qué es lo que debe corregirse, sino también en qué orden de importancia es necesario.

EL OÍDO

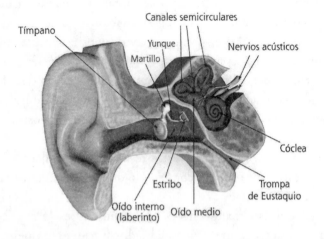

Uso la palabra «electrónico» en un sentido descriptivo para hacer referencia a la relación y la interrelación del colon con otras partes del cuerpo. La electrónica es una rama de la física que se ocupa de la emisión, el comportamiento y los efectos de los electrones. Los electrones son componentes de los átomos. Como hemos aprendido en la radio y la televisión, estos electrones transmiten vibraciones de la energía cósmica que asombran a la imaginación. Simplemente, mediante estas vibraciones de la energía cósmica, el hipotálamo es capaz de administrar, controlar e influir de otras formas prácticamente todas las funciones y actividades de las infinitas zonas, lugares y puntos del cuerpo y, a su vez, todo lo relacionado con ellos. Estas vibraciones, que son muy tenues, están, no obstante, ahí para que las usemos y las comprendamos.

Nuestro aparato auditivo es mucho más maravilloso que cualquier artilugio creado por el hombre. El aparato auditivo está formado por el oído externo (que es visible), el oído medio (o tímpano) y el oído interno (o laberinto). El oído externo está constituido por un prolongación de la piel y del canal auditivo externo a través del cual entran las vibraciones del sonido. El oído medio está formado por el tímpano (vocablo que procede del latín y que significa «tambor»). Aquí están, también, los huesecillos auditivos, que son mucho más sensibles que un diapasón.

También está la trompa de Eustaquio, que conecta el oído con la faringe, que es una membrana sensible ubicada detrás de la fosa nasal, la boca y la laringe y que se extiende hasta la base del cráneo, frente a la sexta vértebra cervical.

Con la membrana del tímpano, las vibraciones del sonido se transmiten a la cóclea, en el oído interno. La palabra «cóclea» procede el griego *kochlos*, que significa «caracola». La cóclea se parece al caparazón de un caracol. El tubo de la cóclea da 2½ vueltas y forma un canal espiral de casi 4 cm de un extremo al otro. El extremo central cerrado del canal capta los tonos o vibraciones graves, expresados mediante el signo de la clave de fa en la notación musical, mientras que la prolongación externa capta los tonos o vibraciones agudos, expresados mediante el signo de la clave de sol en la notación musical.

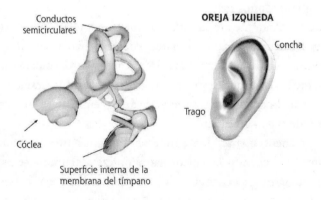

Conductos semicirculares

OREJA IZQUIEDA

Concha

Trago

Cóclea

Superficie interna de la membrana del tímpano

Puede comprender mi breve disertación sobre los problemas auditivos y el delicado y amplio alcance que tiene. No oímos con nuestras oídos: éstos simplemente transmiten los sonidos hacia el cerebro, y éste los traduce para que los entendamos. Cualquier interferencia a lo largo de todo este circuito afecta a la calidad de nuestra capacidad auditiva. El colon está íntimamente relacionado: la putrefacción y la fermentación pueden provocar presión en nuestro organismo, y esa presión puede sentirse en el oído interno, como sucede mientras está nadando y le entra agua en el canal auditivo, lo que provoca un cambio en su audición. Su capacidad auditiva disminuye temporalmente.

Espero que esta pequeña sinopsis que he intentado ofrecerle sea suficiente para hacer que sea consciente de las complejidades de su aparato auditivo. Sólo puedo dejar que sea usted el que advierta la necesidad de mantener tan limpio como sea posible el interior de su cuerpo, de forma que pueda serle útil y eficaz durante el resto de su vida.

Catarro nasal y asma

Desplazándonos más en nuestro viaje por el lado derecho del colon ascendente, llegamos a dos afecciones relacionadas, que son el **catarro nasal** y el **asma**. Podemos hablar de ellas en conjunto porque tienen la misma causa. Es de esperar que cualquier cosa que provoque la formación de un exceso de mucosidad en las zonas superiores del sistema inicie una reacción de moco en cadena.

Frecuentemente, los primeros síntomas que empiezan a aparecer cuando la mucosidad empieza a acumularse es la sensación de una corriente de aire que puede hacernos estornudar. La respuesta normal es: «Estoy pillando un resfriado».

Déjeme tranquilizarle. No podemos «pillar un resfriado», sino que es el resfriado el que nos «pilla». La insalubre mucosidad que hemos generado tiene una atracción magnética por una temperatura más fresca, lo que provoca que los órganos implicados con el moco afecten a la persona. Este problema puede afectar a la nariz o a la garganta y, frecuentemente, a los pulmones.

Podría llenar libros con casos en los que las personas (desde bebés hasta ancianos) modificaron sus hábitos con respecto a la comida y la bebida y vieron como su resfriado, fiebre del heno, asma y otros problemas relacionados con la mucosidad desaparecieron por completo tras la administración de irrigaciones del colon.

Por ejemplo, en mi libro *Become Younger* puede leer sobre la anciana dama que eliminó sus propios problemas relacionados con las mucosidades y que años más tarde envió a su hija (que tenía una mentalidad médica) tres semanas de vacaciones, de forma que pudo ocuparse de su nieto de dos años. El pobre bebé no había podido pasar una buena noche desde poco después de nacer, cuando empezaron a alimentarle con leche de vaca y las fórmulas «científicas» para bebés. En cuanto la hija se marchó, la abuela administró al bebé un enema y le dio zumo de naranja. La primera noche después del inicio de este programa, el bebé durmió como un tronco desde las 20.00 hasta las 06.00 horas. Puede leer esta anécdota.

Durante muchos años, los científicos y los investigadores han recorrido innumerables caminos en sus búsquedas, bien financiadas, para dar con ese escurridizo microbio, parásito o virus o lo que fuera que pudiera considerarse el culpable de **provocar** resfriados y problemas similares relacionados con las mucosidades. A día de hoy siguen con esa persecución débil e inútil. La **causa** de estas molestias son, por supuesto, las

mucosidades. Elimine aquello que provoca la formación de moco en los resfriados, el asma, la bronquitis, etcétera, y no se verá afectado por los resfriados.

Me divertí mucho cuando, hacia la década de 1920, ciertos científicos provocaron que su afición llegara a los titulares manifestando que habían descubierto un «microbio» que era, sin lugar a dudas, responsable del resfriado común, **pero** que era demasiado pequeño y escurridizo para capturarlo y (nótese esto) era demasiado diminuto como para poder verlo con sus microscopios más potentes. No obstante, «descubrieron» ese microbio.

Durante los últimos ochenta años hemos visto cómo demasiados resfriados y dolencias similares han desaparecido al retirar de la dieta la leche de vaca y otros alimentos generadores de mucosidades y limpiar el cuerpo con enemas e irrigaciones del colon.

Recuerde, por favor, que harían falta unos 12, 15 o más enemas para conseguir los resultados que pueden obtenerse con cada irrigación del colon bien administrada. El camino de los científicos lleva, por mi experiencia, a dejar de lado la irrigación del colon. Esto no es algo bueno, ya que las irrigaciones del colon son, invariablemente, eficaces.

Me gustaría tomar una cita de mi libro *Fresh Vegetable and Fruit Juices*, en el que se lee: «[...] desde 1946, según lo que he oído en Inglaterra, algunos científicos que trabajan con la financiación de 150.000 dólares anuales por parte del «Consejo de Investigaciones Médicas» del gobierno británico han estado intentando «cazar» (y ya sabe que los británicos son famosos por la caza) a un **microbio, germen o virus del resfriado** que pudiera considerarse el culpable de provocar el **resfriado común**». Estoy seguro de que disfrutará leyendo esta anécdota. Es demasiado ridícula como para comentarla.

Estoy increíblemente sorprendido de que un médico ortodoxo rara vez considere que vale la pena observar el colon para eliminar el problema. Si lo hiciera, comprendería al carpintero que envió una postal a una gran cadena de almacenes preguntando: «¿Dónde está esa sierra que pedí y pagué hace un mes?». Luego añadió una posdata: «Perdón, acabo de encontrar la sierra bajo mi banco». Los resfriados y las afecciones similares son la forma eficaz que tiene la naturaleza de advertirnos de que nos ocupemos de hacer limpieza en el interior de nuestro cuerpo.

Me he referido a la leche como el alimento más generador de mucosidad que podemos tomar. La leche fresca ya es mala, pero pasteurizarla u homogeneizarla es peor. Aparte de la leche, los quesos procesados son una causa frecuente del exceso de moco. Los almidones y el azúcar desvitalizados son también culpables de la formación de mucosidad, y al eliminarlos de la dieta podremos apreciar los resultados beneficiosos. Por encima de todo, empiece, invariablemente, limpiando el colon.

El ácido ascórbico (vitamina C) se agota en el cuerpo cuando tiene que combatir los resfriados. Reponga este valioso elemento en el organismo y vera cómo su resfriado desaparece por completo. Lea y estudie el capítulo titulado «El tejido conjuntivo y la vitamina C» en este libro. Es importante. El resfriado que podría eliminar podría ser el suyo.

La fiebre del heno

Ahora pasaremos al otro lado del ciego, al punto directamente opuesto a la válvula ileocecal. Como podrá ver, este punto aparece como «**fiebre del heno**». Es bastante significativo que esta ubicación se fuera a encontrar de frente al flujo de residuos que llegan desde el intestino delgado hasta el colon. Estos residuos están compuestos por el alimento no digerido que ha eludido la absorción de nutrientes del alimento digerido a través de las paredes del intestino delgado. Normalmente, la mayor parte del contenido de este residuo se convierte en heces y, a su debido tiempo, es impulsado a lo largo del metro y medio del intestino grueso (el colon) para su evacuación.

No obstante, pocas personas tienen unos residuos «normales», cosa que sólo puede producirse como resultado de una nutrición adecuada y correcta. La gente rara vez consume el tipo de alimentos adecuado para tener una buena salud. Por tanto, éste es el punto de partida para el desarrollo de la **fiebre del heno**. Supongo que parece raro relacionar la nariz con mocos, los problemas de la garganta y todos los síntomas concomitantes de la fiebre del heno con el estado del colon, pero esto sólo resulta extraño para aquellos que no han visto desaparecer la fiebre del heno tras una serie de irrigaciones del colon. Hemos visto muchos casos así. Si este procedimiento de la limpieza del colon tuviera éxito en sólo uno o dos casos, sería normal albergar dudas, pero al ver que ocurre constantemente, ¿cuál sería su respuesta?

¿Qué desencadena el aumento de este problema relacionado con las mucosidades que se manifiesta como lo que la gente denomina fiebre del heno? Sólo puede ser resultado de lo que se incorporó en el sistema. El polen no provoca la fiebre del heno: si así fuera, todos los que inspiraran polen la padecerían, y no es éste el caso. He inspirado todo tipo de polen y todavía no sé qué es la fiebre del heno.

El elemento problemático de la fiebre del heno es la abundante cantidad de mucosidad que le acompaña. Hay dos tipos de moco. Uno es el moco lubricante de las membranas mucosas (o sistema lubricante), que es natural y necesario en todo cuerpo humano. Por otro lado, está la mucosidad patógena, que es resultado de beber e ingerir ciertos alimentos. Este moco patógeno es el medio ideal para la propagación de gérmenes, microbios y bacterias. La leche de vaca es la fuente más prolífica de este tipo de mucosidad. Ésta es la razón por la cual un bebé criado principalmente con leche de vaca tiene muchos mocos. Es por ello por lo que tanta gente joven que consume leche de vaca padece resfriados e infecciones en las amígdalas, por no mencionar las espinillas, que consisten en mucosidad convertida en pus que el cuerpo intenta expulsar a través de la piel. Sería muy raro que estos problemas e incomodidades persistieran después de que la persona afectada haya evitado la leche de vaca y se haya sometido a una serie de irrigaciones del colon. Hasta la fecha, después de muchos años de investigaciones y observaciones, todavía tengo que encontrarme con un solo caso en el que una irrigación no haya resultado eficaz al haber descartado la leche de vaca. Naturalmente, si el afectado evita estos males mediante medios naturales pero sigue comiendo y bebiendo lo que provocó el problema inicialmente, cabe esperar, con toda probabilidad, una recaída. La reaparición de la fiebre del heno puede proceder de las impurezas en el torrente sanguíneo provocadas por el estreñimiento.

Hay que reconocer que no es fácil cambiar la dieta de una persona, especialmente cuando las papilas gustativas han estado pervertidas durante mucho tiempo. Por tanto, se debe empezar a educar la **fuerza de voluntad** y someterse a una disciplina estricta. Desgraciadamente, pocas personas tienen la voluntad o están dotadas mentalmente para hacerlo. No obstante, ¿no es al final mucho mejor someterse a un entrenamiento nutricional difícil que tener que enfrentarse, en el futuro, a una senilidad precoz con los problemas que ello conlleva para usted y los demás?

Éste no es el momento ni el lugar para darle un programa para una dieta que podría fortalecer su organismo y proporcionarle la oportunidad de vivir más, con más plenitud y con una mejor salud que la que tenía cuando consumía todo tipo de alimentos procesados, fritos y excesivamente cocinados. Le recomiendo que consiga mi libro *A Guide to Diet and Salads*, usado por personas de todo el mundo como guía para una mejor nutrición.

Cada radiografía de las personas afectadas por la fiebre del heno que he visto mostraba, invariablemente, problemas en este punto concreto que verá marcado a la izquierda de la **Tabla de terapia del colon**. Hemos reducido y reproducido en este libro esta tabla de 43 x 56 cm inicialmente en forma de póster para que pueda consultarla con facilidad.

Si nunca de ha sometido a una irrigación del colon, se ha perdido el método más agradable y cómodo mediante el cual puede limpiar el colon. Puede descansar sobre la camilla entre media y una hora, dependiendo del estado de su colon. Busque, en las páginas amarillas, las señas de *quiroprácticos*, *naturópatas* y *fisioterapeutas* y pregunte si disponen del equipamiento necesario para realizar irrigaciones del colon, o busque bajo el encabezado *irrigaciones del colon*.

Las irrigaciones del colon tienen un valor tan incalculable en nuestra economía doméstica que todos deberían hacer que fuera una práctica común someterse a ellas seis veces al año mientras vivan. Estoy convencido de que con este medio, la esperanza de vida puede prolongarse considerablemente.

No pase por alto el capítulo dedicado a «**El tejido conjuntivo y la vitamina C**» (el capítulo final de este libro). Puede que la **fiebre del heno que elimine sea la suya.**

LAS AMÍGDALAS

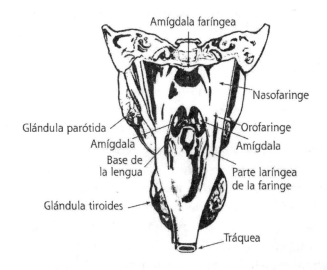

Amígdala faríngea

Nasofaringe

Glándula parótida
Amígdala
Base de
la lengua

Orofaringe
Amígdala

Parte laríngea
de la faringe

Glándula tiroides

Tráquea

Las amígdalas: ¿deberíamos conservarlas?

A continuación, a mayor altura en este lado del ciego, nos encontramos con que el centro de la bolsa o sáculo lleva la etiqueta de «**amígdalas**». Esto es para indicar que esta zona tiene algún tipo de relación con las glándulas de la garganta conocidas con el nombre de amígdalas.

¿Alguien le ha dicho alguna vez que las amígdalas no tienen utilidad alguna y que deberían ser extirpadas en la niñez para evitar su extirpación más adelante? Los que apoyan esta teoría no saben de qué hablan.

Mi diccionario médico habla brevemente de este tema diciendo que: «la amígdala es un cuerpo pequeño en forma de almendra situado a cada lado, entre los pilares delanteros y traseros del paladar blando. Consiste en un grupo de entre

10 y 18 folículos pequeños (bolsas o criptas) recubiertos por una membrana mucosa». La profesión médica ha minimizado enormemente la importancia vital de estas dos glándulas indispensables: las amígdalas.

El hombre no fue creado con algo que no fuera útil y necesario. Por tanto, al igual que cualquier otra glándula corporal, las amígdalas desempeñan su papel, sus funciones y sus actividades en la anatomía humana.

He estudiado muy detenidamente muchos de los libros publicados por los hermanos I. y G. Calderoli, de Bérgamo (Italia), que recogen con detalle los resultados de sus intensas investigaciones sobre las tonsilas durante 30 años en las universidades de Viena y Berlín. Tengo muchos de sus libros, escritos en italiano, y los consulto con frecuencia. Cuando conocí al Dr. Guido Calderoli en Bérgamo hace algunos años, hablamos sobre este tema en gran detalle. Le pregunté si alguno de sus pacientes que padecía problemas en las amígdalas estaba afectado por dolores o molestias en el costado derecho, bajo las costillas. Nunca prestó mucha atención a este detalle, pero al pensar, recordó que se trataba de una queja frecuente que solía atribuirse a algún tipo de afección del apéndice. Le pregunté si algunos pacientes habían sido sometidos a una apendectomía después de que hubieran tratado las amígdalas. No recordó ningún caso en que esto sucediera y estuvo de acuerdo en que, sin duda, la solución al problema que afectaba a las amígdalas podría haber tenido, indirectamente, algo que ver con el colon.

Hay personas que asumen que la función más importante de las amígdalas es capturar a los gérmenes, microbios y bacterias para evitar su entrada en nuestro cuerpo. Estas afirmaciones proceden de aquellos que o no son conscientes de que el cuerpo está, literalmente, lleno de gérmenes problemáticos o que no conocen las actividades más íntimas de las glándulas en el cuerpo. Las amígdalas inflamadas son una de las dolencias más notables de los niños y las personas jóvenes, pura y simplemente porque descuidan responder a las necesidades de sus intestinos y no logran comprender la importancia de una nutrición adecuada. Los adultos son igual de susceptibles de descuidar estos dos principios básicos para la consecución y el mantenimiento de una buena salud. Sin haber estudiado la razón por la cual nuestro Creador colocó las amígdalas donde están ni haber investigado los efectos posteriores a la extirpación de unas amígdalas afectadas, la costumbre general durante generaciones ha sido extirparlas.

Sin lugar a dudas, hay una correlación de las glándulas endocrinas entre las amígdalas, los órganos reproductores y el saco del ciego, en el colon. El hombre no puede interferir en esta íntima relación sin provocar graves peligros.

Déjeme mostrarle un ejemplo evidente que relacionaba claramente al ciego con un problema de las amígdalas. Tenía un amiga en Nueva York que poseía una hermosa casita en la isla. Mantenía su hogar meticulosamente limpio y ordenado, y dedicaba mucho de su tiempo libre a cuidar de su jardín, que tenía unas rosas y otras flores muy hermosas.

La vi un día en la calle 42, en Nueva York, mientras me dirigía a la Gran Estación Central. Naturalmente, le pregunté cómo estaba. Me dijo que desde hacía casi dos semanas tenía la garganta irritada. Catherine, enfermera y colaboradora en su oficina, le había dicho que fuera al hospital sin demora para que le extirparan las amígdalas. Protesté vehementemente y le recomendé que se sometiera a una serie de irrigaciones del colon. Objetó, diciendo que después de recuperarse de la tonsilectomía estaba pensando en seguir el consejo de Catherine y someterse a una apendectomía, ya que sentía dolor en su costado derecho, por debajo de sus costillas. Protesté una vez más, a lo que ella constestó: «Me gustaría que supieras que Catherine fue jefa de uno de los grupos de enfermeras de uno de los hospitales más importantes durante más de 20 años. ¿Vas a saber tú más que ella?».

Las últimas palabras que le dije fueron: «Mi querida señora, te he dado mi consejo. Si prosigues con tu tonsilectomía te arrepentirás durante el resto de tu vida». No la volví a ver hasta casi un año después, que nos encontramos casi en el mismo lugar de la calle 42. Fue ella la que me vio. No la reconocí. Le pregunté cómo le iba en su hogar en la isla, con esas hermosas flores. «Oh –me dijo– «la tuve que vender hace seis meses. Cuidar de ella me suponía demasiado trabajo. Ahora tengo un pequeño apartamento al que puedo ir a la hora de la comida y relajarme, y cuando acabo mi trabajo en la oficina me voy a casa y descanso durante el resto del día.» Le pregunté si se había sometido a la apendectomía y me dijo que su problema con el apéndice no había progresado tras su tonsilectomía, así que no hizo nada.

Un médico joven de sólo 38 años al que le extirparon las amígdalas dijo: «Siento un cansancio progresivo. Siempre estoy cansado, incluso después de descansar».

A una mujer de 25 años le extirparon una de las amígdalas cuando tenía 21 años. No obstante, tras la tonsilectomía empezó a notar molestias que nunca antes le habían afectado. Tenía dolores de espalda, sudaba frecuentemente, tenía las manos siempre húmedas, sentía mareos constantes y si las comidas se retrasaban se sentía débil. También estaba inquieta mientras dormía y sentía fatiga matutina y una debilidad física general. Vio que había descuidado las tareas del hogar. Ya no se sentía nunca con ganas de cantar.

Un electricista de 28 años dijo, diez años después de la extirpación de sus amígdalas: «Seguramente nací cansado. Mi familia y mis amigos me ridiculizan».

Un examen a miles de trabajadores a los que les extirparon las amígdalas en su juventud demostró claramente las dolencias tras una tonsilectomía: la pérdida de dinamismo físico, sexual y mental.

En el año 1952, Inglaterra contrató a cientos de mineros italianos. ¿Por qué? Porque a alrededor del 60 % de la juventud británica le habían extirpado las amígdalas y, como consecuencia de ello, estaban, constantemente, demasiado cansados para desempeñar ese tipo de trabajo. Italia, que tenía el porcentaje más bajo de Europa de tonsilectomías, tenía hombres viriles y vigorosos. Treinta años de estudios en Italia demostraron que, tarde o temprano, las tonsilectomías reducían el vigor y la vitalidad de las personas sometidas a ellas.

Los hermanos Calderoli pasaron treinta años investigando en detalle este tema, tiempo lo suficientemente amplio como para llegar a muchas conclusiones innegables. Sus conclusiones proceden de innumerables estudios en pacientes sometidos a tonsilectomías. Estos estudios revelaron que las mujeres jóvenes que antes se mostraban normales en su afecto y atracción por los hombres jóvenes vieron cómo, gradualmente, sus sentimientos cambiaban y ya no querían tener nada que ver con ellos. Las esposas, que en una época eran un miembro unido, cariñoso y atento con su familia, muy solícitas con sus hijos, su marido y otros miembros de la familia, se mostraban molestas con facilidad y mostraban poca o ninguna atención a sus necesidades y su hábitos. Las tareas del hogar quedaban descuidadas. Lo que quedaba era una menor prioridad por estas tareas y por la organización del hogar.

Los hombres de negocios cuyas amígdalas estaban afectadas y fueron extirpadas en su edad adulta se volvieron laxos en su trabajo, perdieron interés por los contactos sociales y experimentaron una fatiga insoportable. Con 30 años de pruebas constantes en este tema, me resulta evidente que **mis** propias experiencias con las personas seguían este patrón natural.

Las amígdalas tienen una clara relación con los órganos sexuales o reproductores, llamados **gónadas** (los testículos y los ovarios). Los hermanos Calderoli demostraron que los hombres y mujeres de 28 o menos años de edad que carecen de amígdalas son menos masculinos y menos femeninas, respectivamente.

Las investigaciones fisiológicas y clínicas ampliadas han revelado que existe una relación íntima entre las amígdalas y los ovarios. La extirpación de las amígdalas puede afectar a la frecuencia y a la cantidad de la menstruación, un hecho que debería alertar a las mujeres. En tales casos, muchas madres se han asustado no sólo de la excesiva pérdida de sangre durante la menstruación de su hija, sino también por una secreción blanca patológica que suele producirse entre ciclos como resultado de la infección vaginal o uterina.

Como ya he intentado enfatizar, las pérdida de sensibilidad sexual en las mujeres jóvenes suele ser producto de la extirpación de las amígdalas. Se vuelven frígidas. A muchas se les preguntó: «¿Por qué te casaste entonces?». Respondieron que «porque todo el mundo lo hace. Además, me permite asentarme». El resultado final de estos matrimonios suele ser el divorcio o incluso calamidades peores. Estas mujeres suelen perder la capacidad de disfrutar de la vida y de mantener el interés y el ánimo del hombre y de la familia.

En el momento en el que el Dr. Calderoli escribió su libro *Popoli Senza Tonsille*, había tres grandes instituciones en Italia para mujeres jóvenes. Todas ellas rehusaban admitir a aquellas mujeres a las que les habían extirpado las amígdalas. Los decanos de estas instituciones esgrimían, como razón: «Generalmente, las mujeres con las amígdalas extirpadas son perezosas, su carácter ha cambiado como resultado de la tonsilectomía y sus expectativas con respecto a la vida han degenerado».

El resultado de la extirpación de las amígdalas ha sido una reducción de la actividad y de la alegría en los niños, una menor felicidad en la gente joven y una laxitud general en los adultos. Es notable el cansancio en los estudiantes, en la vida de casado y la familiar y en las actividades sociales. Las mujeres jóvenes a las que les han extirpado las amígdalas es probable que pierdan su inclinación hacia una conducta sexual normal y que desarrollen una aversión por la maternidad. Los famosos doctores Calderoli han demostrado, más allá de cualquier duda, que las amígdalas son esenciales en la vida de una persona y que su extirpación puede tener unos efectos y repercusiones frustrantes y devastadores durante el resto de la vida del individuo.

En las generaciones anteriores e incluso en la actualidad, las amígdalas se consideraban órganos de defensa y protección. Su función se consideraba limitada y circunscrita a atrapar y capturar a los gérmenes y los microbios que pasan por la nariz y la boca. Si ése fuera un hecho infalible, entonces todos (¡**todos**!) se verían afectados por lo que resultara ser la dolencia principal. Pero ése no es el caso. Es el estado del organismo, que se ejemplifica por lo que está sucediendo en el colon, lo que puede hacer que las amígdalas den sus advertencias.

Las amígdalas y el estado del colon siempre deben ser considerados y relacionados como factores de advertencia.

Aparte de la importancia de las propias amígdalas, hay razones claras, nítidas y explícitas para proporcionar una atención meticulosa al colon. Ninguna otra persona puede ser responsable de su colon: es **su** responsabilidad. Considero que las irrigaciones del colon son la fase más vital del cuidado del cuerpo. La eliminación de las sustancias de desecho que provocan los problemas suprime o reduce la obstrucción de la garganta, de las cavidades nasales y de cualquier lugar de donde se origine el problema con las amígdalas.

Las investigaciones han demostrado que la extirpación de las amígdalas tendría graves consecuencias y grandes repercusiones en la vida civil de las naciones. Teniendo en cuenta las estadísticas nacionales, no es sorprendente saber que alrededor de una tercera parte de las personas casadas de EE.UU., Europa y los países escandinavos no tienen hijos y que otra tercera parte sólo tiene uno. Esto podría deberse a las repercusiones de las tonsilectomías sistemáticas.

Personalmente, por mi propio contacto directo con la gente, nunca he visto que, cuando las amígdalas están afectadas, los enemas y las irrigaciones del colon fallen a la hora de solucionar el problema.

¿Qué ocurre si tiene la garganta irritada?

La irritación de la garganta puede estar provocada por una o más de entre muchas razones, causas y circunstancias. En primer lugar, la boca es el órgano principal a través del cual cualquier cosa puede entrar en el cuerpo humano. Una cosa que hacemos regularmente, cada minuto del día y de la noche, es respirar. ¿Qué respiramos? Naturalmente, respiramos el aire que está presente en la atmósfera, en la que nos encontramos. Aunque el aire está compuesto por nitrógeno y oxígeno, en esta época estamos prácticamente encerrados en un aura de contaminación, entre la que encontramos, de forma importante, las miríadas y miríadas de gérmenes, virus y bacterias que no podemos ver. La garganta cuenta con mecanismos de protección que evitan que estos parásitos penetren en el cuerpo (hasta cierto punto). Si el cuerpo está en un estado puro y concienzudamente limpio, los gérmenes, los virus y las bacterias no pueden vivir en él, porque estos parásitos son carroñeros creados con el objetivo específico de destruir las sustancias de desecho en putrefacción, allá donde estén. Si el cuerpo está libre de estas sustancias de desecho no hay nada de lo que estos carroñeros se puedan alimentar y, allá donde no hay materia que sustente la vida, ésta perece. Como consecuencia de ello, si se desarrolla una irritación de garganta, ¿de dónde pudo proceder la irritación? Es el resultado natural de la irritación provocada por los parásitos que hurgan en la región de la garganta y una advertencia para que se lleve a cabo una limpieza corporal lo más rápidamente posible. Cuando la garganta está irritada buscamos la fuente de irritación en el sistema de alcantarillado del cuerpo, que es el colon.

He observado, una y otra vez, que cuando la gente se da cuenta de las primeras señales de una garganta irritada, la irritación desaparece casi de inmediato tras la administración de una serie de irrigaciones del colon.

Hace muchos años tuve la ocasión de hacer un viaje a México, donde tendría que permanecer durante por lo menos dos o tres semanas. Otro médico me acompañó. La noche antes de partir, y aunque creía que no la necesitaba, me administraron una irrigación del colon. También me llevé mi bolsa para enemas y un tubo de lubricante en mi maleta. Volví de mi viaje con una salud excelente, mientras que mi amigo el médico, que no se preocupaba del colon tanto como yo, volvió aquejado por una disentería amebiana.

Estoy completamente seguro de que si mi amigo el médico se hubiera sometido a algunas irrigaciones del colon antes de partir a México también habría vuelto del viaje con una salud excelente. Nos alojamos en el mismo hotel y siempre comimos juntos. Nuestro primer almuerzo fue en el restaurante Focolare. El maître era un italiano llamado Sr. Sabato. Hicimos buenas migas de inmediato cuando le hablé en italiano. Mi amigo pidió algo de carne, mientras que yo pedí una ensalada de hortalizas crudas servida con un aliño que yo mismo recomendé. Cuando nuestros platos llegaron, mi amigo me comentó el buen aspecto que tenía **mi** plato y que la próxima vez lo pediría. Si la causa de su dolencia afectara a cada estadounidense que viajara a México, entonces también debería haberme afectado a mí de la misma forma, pero las cosas no fueron así. Tuvo problemas en la garganta durante tres o cuatro semanas.

Varias veces, estudiantes y amigos me han llamado antes de viajar al extranjero y, hasta donde pude comprobar, todos los que tomaron las precauciones necesarias de someterse a limpiezas del colon volvieron de su viaje sanos y sin consecuencias adversas. No obstante, dos o tres personas que se pusieron en contacto conmigo a su regreso me dijeron que *no* fueron tan meticulosos con respecto a su colon y que sufrieron algunos problemas de salud, especialmente afecciones en el intestino y la garganta.

Por tanto, aunque el colon esté situado a 60 o 90 cm de la garganta y no exista una conexión aparente entre ellos, es un hecho indiscutible que la relación existe, por oculta que pueda parecer.

La columna vertebral y su red de distribución

La **columna vertebral** es el grupo de huesos que hay en la parte posterior del cuerpo. El fluido cefalorraquídeo es, no obstante, algo muy distinto y es tan importante en su propio campo como lo es la columna vertebral en su función física.

LA COLUMNA VERTEBRAL

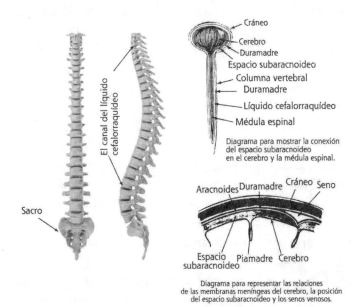

El canal del líquido cefalorraquídeo

Sacro

Cráneo
Cerebro
Duramadre
Espacio subaracnoideo
Columna vertebral
Duramadre
Líquido cefalorraquídeo
Médula espinal

Diagrama para mostrar la conexión
del espacio subaracnoideo
en el cerebro y la médula espinal.

Aracnoides Duramadre Cráneo Seno

Espacio subaracnoideo Piamadre Cerebro

Diagrama para representar las relaciones
de las membranas meníngeas del cerebro, la posición
del espacio subaracnoideo y los senos venosos.

La columna vertebral empieza en la base del cráneo y sigue en sentido descendente mediante una serie de vértebras que se entrelazan hasta llegar al hueso triangular sólido llamado sacro, hasta finalizar en el cóccix.

El **líquido cefalorraquídeo**, o fluido cerebroespinal, es una sustancia líquida que tiene una densidad que entre sólo 7 a 8 milésimas superior al del agua destilada. Es el líquido que mantiene un flujo constante entre el cerebro y a través de la médula espinal y permite que cada nervio del cuerpo bañe constantemente sus células nerviosas en él. Los globos oculares están llenos de líquido cefalorraquídeo. Para comprender mejor la amplia influencia y los efectos de este importante fluido cerebroespinal, uno debería visualizar su principal localización y su medio de distribución. Estudie bien las ilustraciones que se adjuntan.

En el cráneo, rodeando al cerebro, tenemos, al alcance de nuestro tacto, el hueso externo del cráneo, sobre el que crece el cabello. Justo debajo de este hueso hay una membrana unida a él llamada **duramadre**, que tiene un epitelio fino parecido a una tela de araña llamada **aracnoides**. El aracnoides forma, a su vez, la pared «externa» del canal que rodea al cerebro y a toda la médula espinal. La pared «interna» del canal también cuenta con el mismo tipo de membrana, llamada **subaracnoides**. El subaracnoides está, a su vez, unido a una membrana de tejido conjuntivo delicada y muy vascularizada llamada **piamadre**, que rodea al cerebro y a la médula espinal, completando así el canal por el que circula el **líquido cefalorraquídeo**. Estas membranas, desde la duramadre hacia el interior, permiten que la sangre y los nervios tengan acceso a este fluido vital.

El líquido cefalorraquídeo está constantemente cargado de una tremenda cantidad de energía sin la que su efecto no podría llegar a todas las partes de la anatomía. Esta energía se obtiene directamente del hipotálamo, cuya función es la de administrar energía por todo el cuerpo.

Los principales nervios tienen su origen en la región del cerebro y en las glándulas y órganos del interior del mismo. Siguen a través del cuello hacia la médula espinal, desde donde se distribuyen a los lugares anatómicos asignados a través de los canales perforados en y entre las muchas vértebras de la columna vertebral. Obviamente, cuando dos vértebras adyacentes pierden su alineación (un problema conocido con el nombre de subluxación), los nervios que hay entre estas dos vértebras quedan pinzados. Esto no sólo provoca que exista dolor y molestias, sino que también bloquea o interfiere con la función del líquido cefalorraquídeo en las actividades restringidas a los nervios implicados. Ninguna medicación del mundo puede corregir esta situación, pero los quiroprácticos saben reajustar las vértebras, con lo que el problema desaparece casi al instante.

Como se ha mencionado anteriormente, una causa muy grave del estrés, la tensión y la fatiga es la extirpación de las amígdalas. De alguna forma muy misteriosa, las amígdalas están íntimamente relacionadas con el sistema nervioso y, como consecuencia, con el líquido cefalorraquídeo.

El valor de los tratamientos quiroprácticos es inestimable debido a su relación íntima con los nervios y el líquido cefalorraquídeo. Conozco a una mujer mayor, que era vital, alegre y estaba llena de energía cuando era niña. Cuando tenía 11 o 12 años le extirparon las amígdalas. Su formación y educación temprana le proporcionaron unas perspectivas gloriosas de la vida que le resultaron de gran ayuda en los años futuros. Al cabo de muy pocos meses tras la tonsilectomía empezó a perder su energía y su alegría innata, pero era demasiado orgullosa como para permitir que la gente lo supiera.

Afortunadamente, se casó con un quiropráctico al que conozco desde hace muchos años. Supe que su mujer desempeñaba su trabajo y sus actividades viento en popa (tal y como lo definía) y que luego, de repente, tenía que tumbarse en un sofá, completamente exhausta. Me enseñó una técnica maravillosa que quiero transmitir a mis lectores. Hacía que su mujer se sentara sobre una mesa y él se colocaba detrás de ella. Empezando por el cuello, en la base del cráneo, ejercía una presión considerable sobre la columna vertebral con los nudillos de sus índices de cada mano: un nudillo en el lado derecho y el otro en el lado izquierdo de la vértebra. Manteniendo la presión durante unos diez segundos pasaba luego, en sentido descendente, a la siguiente vértebra, repitiendo la misma operación unos diez segundos sobre cada vértebra, hasta llegar al sacro. Luego apretaba los puños y empezaba en sentido ascendente presionando varias vértebras a cada lado de la columna con los tres nudillos de los dedos centrales, al igual que hizo con los nudillos de los índices, hasta llegar al cuello, ejerciendo esta vez la misma presión durante sólo unos seis segundos cada vez. Este tratamiento tiene un efecto excelente que puede hasta durar un día o dos si tiene la oportunidad de descansar tanto como necesite.

De hecho, esta presión sobre cada vértebra inhibe cualquier músculo implicado en el desarrollo del estrés o la tensión. Los músculos son, por tanto, relajados, y esta relajación se extiende por todo el cuerpo. Este tratamiento también es muy eficaz cuando una persona tiene problemas a la hora de dormir.

El líquido cefalorraquídeo está repleto de oligoelementos en mayor cantidad y variedad que en ningún otro órgano del cuerpo. Estos elementos son distribuidos por todo el cuerpo mediante la sangre y los nervios, que toman estos oligoelementos del líquido cefalorraquídeo. Para apreciar la importancia y el valor debe ser consciente, por ejemplo, de que muchos de ellos son tan evanescentes que sólo podrían extraerse unos 10 o 15 mg de una tonelada de alfalfa, que es una de las fuentes más ricas en oligoelementos.

La fermentación y la putrefacción excesivas son los peores enemigos del líquido cefalorraquídeo. Hacer que **algo** afecte a la eficacia de este fluido vital sería casi análogo a acumular senilidad precoz y, posiblemente, a una muerte dolorosa.

No subestime, ni por un momento, la vehemencia con la que defiendo la necesidad de limpiar el colon mediante las irrigaciones. Puede que la vida que salven sea la **suya**.

¿Qué era lo que me había preguntado? ¿Si me someto a irrigaciones del colon? ¡Por supuesto que **sí**! De hecho, esta semana pasada he finalizado mi serie de seis irrigaciones en tres semanas: dos por semana.

VI

EL TÓRAX: EL CENTRO DE VITALIDAD
DE SU CUERPO

La tráquea

La **tráquea** se extiende desde la laringe hasta los bronquios. Está situada junto a la superficie anterior del esófago, está flanqueada a sus lados por las arterias, las venas y los nervios del cuello y está situada por detrás del timo. Está íntimamente relacionada con los grandes vasos sanguíneos que entran y salen del corazón.

La tráquea tiene una mayor longitud en el hombre que en la mujer. Su tamaño es menor en los niños, y está ubicada a mayor profundidad y es más móvil que en los adultos.

En el cuello, la tráquea está ubicada en íntimo contacto con los dos lóbulos de la glándula tiroides. El bocio puede afectar al aparato respiratorio debido a la constricción causada por la inflamación presente en el cuello.

La tráquea se ve muy afectada por la acumulación de moco en los senos y por la presencia de cantidades excesivas de flema y mucosidad en la garganta.

La laringe es parte y envoltorio del aparato respiratorio y de la tráquea y es lo que podríamos llamar la caja de la voz. Es el órgano con el que podemos hablar, cantar, gritar y alabar en voz alta al Señor por darnos un instrumento tan milagroso con el que expresarnos oralmente.

La laringe está situada entre la tráquea y la base de la lengua. Está constituida por cierto número de cartílagos o tejidos similares a la ternilla, como el del cartílago tiroides, el de la epiglotis, el cricoides y otros tres pares. Están revestidos por una membrana mucosa y son movidos por los músculos de la laringe. La membrana mucosa forma dos pliegues que constituyen las cuerdas vocales, siendo las superiores falsas y las inferiores las verdaderas cuerdas vocales. Los cambios en el tono de la voz son aportados por la aproximación o el alejamiento de estas cuerdas vocales. El espacio entre éstas se llama glotis. En las aves, las cuerdas vocales se llaman siringe o laringe inferior, y se encuentran en la zona de la división de las ramas de la tráquea.

La laringe es continua y en su extremo inferior está la tráquea y en su parte superior la faringe. Esta abertura se reduce a una porción en forma de «T» mientras se traga, gracias al mecanismo de operación de la epiglotis, que es la solapa de cartílago que se encuentra por detrás de la lengua y sobre la laringe. La laringe es la válvula situada en la tráquea que evita que las sustancias líquidas y sólidas entren en las vías aéreas (hacia los pulmones). Su posición es especialmente evidente en los hombres y se conoce con el nombre de **nuez**, manzana de Adán o prominencia laríngea.

Cuando el cuerpo (y el colon en particular) está sobrecargado de sustancias de desecho en un estado de fermentación y putrefacción, la laringe es fácilmente susceptible a la inflamación, que puede ser aguda o crónica, catarral, purulenta o debida a la difteria, la tuberculosis o la sífilis. Todos estos problemas han respondido de forma satisfactoria a la administración de irrigaciones del colon.

LOS BRONQUIOS O LOS PULMONES

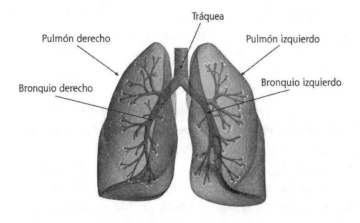

Piense en el inconveniente que supone no poder hablar. Una serie de irrigaciones del colon (a partir de mis amplias experiencias pasadas) ha permitido que muchas personas de todas las edades corrijan muchos problemas. Vale la pena recordar que siempre que nos afecte una dolencia física debemos someternos a una serie de limpiezas. No obstante, prevenir siempre es una mejor política que curar, especialmente en los temas tocantes a la salud.

El esófago

El **esófago** es un canal muscular de unos 23 cm de longitud que se extiende desde la faringe hasta el estómago. Discurre por el cuello entre la tráquea y la columna vertebral. Al pasar por detrás del bronquio izquierdo atraviesa el diafragma ligeramente a la izquierda de su línea media y luego se une a la porción cardial del estómago.

Se da un cambio gradual en la función del esófago mientras la actividad muscular voluntaria, de la que somos conscientes, cambia hacia la actividad muscular involuntaria y da lugar al proceso de la conducción del alimento desde la boca hasta el estómago.

La acción química para preparar a nuestro alimento para su digestión empieza en la boca, al masticar la comida, convirtiéndola así en una masa heterogénea o bolo alimenticio. Éste queda saturado de la secreción combinada de las glándulas parótida, submaxilar, sublingual y mucosas de la boca (lo que se conoce vulgarmente con el nombre de saliva). La función de la saliva es humedecer el alimento, lubricar el bolo, disolver ciertas sustancias, ayudar en la deglución (el proceso de tragar el alimento) y ayudar, en líneas generales, a la digestión. Todo este proceso sucede en la boca, por lo que el esófago no tiene nada más que hacer que impulsar el bolo desde la boca hasta el estómago.

Naturalmente, cuando el cuerpo se ve afectado por la presencia de grandes cantidades de mucosidad en la zona de la cabeza, parte del moco pasará hacia el esófago. Este moco es un imán natural para los gérmenes y las bacterias patógenos.

Obviamente, la limpieza concienzuda es el precio que tiene la salud, y hemos visto que las irrigaciones del colon en todas las fases del problema en nuestros sistemas y aparatos son un medio inestimable para asegurarnos de que los gérmenes y las bacterias beneficiosos se ocuparán de cualquier situación que pueda surgir.

Al vivir de forma natural, consumiendo los alimentos que regeneran las células y los tejidos del cuerpo y mantener nuestra mente en un plano elevado de conciencia podemos ayudar a cada órgano del cuerpo, incluido el esófago, a trabajar fielmente para nosotros durante una vida más larga y saludable.

Los bronquios y los pulmones

La tráquea, los **bronquios** y los **pulmones** son un canal continuo a través del cual debe pasar el aire que respiramos para que el torrente sanguíneo pueda captar el oxígeno y el nitrógeno que el cuerpo necesita para mantenernos vivos.

Los bronquios, que son una prolongación de la tráquea, desvían el aire por toda la zona de los lóbulos derecho e izquierdo de los pulmones. Esta acción evita la acumulación excesiva de aire en cualquier punto determinado, lo que resultaría nocivo para dicho punto u otros lugares.

Los bronquios están revestidos, en su interior, de un tejido celular consistente en capas de células, las vellosidades (prolongaciones parecidas a dedos), que están orientadas en sentido ascendente, hacia la garganta, para así desplazar la mucosidad y otras materias extrañas fuera de los pulmones y hacia la faringe para que sean eliminados. Este revestimiento está compuesto por vasos linfáticos, nervios y pequeños vasos sanguíneos.

Hay un revestimiento inferior llamado submucosa que contiene vasos sanguíneos de mayor tamaño y glándulas llamadas **glándulas traqueales** cuyos conductos se abren, a través del revestimiento mucoso, en la superficie de la primera capa.

Con un fin protector muy evidente, el diámetro del bronquio derecho es mayor que el del izquierdo. Si un objeto extraño que se dirigiera hacia los pulmones entrara por la tráquea, se dirigirá automáticamente hacia el bronquio derecho sin afectar al pulmón conectado al bronquio izquierdo.

Si pudiera ver una sección transversal de su cuerpo a la altura, más o menos, del esternón, en el centro vería la zona del corazón, con el esternón delante y las vértebras detrás. A cada lado vería el lóbulo derecho y el izquierdo de los pulmones, con la base del pulmón a la altura de la superficie interior de una vértebra.

Rodeando por completo los pulmones hay un tejido con forma de saco llamado **pleura** que está formado por un canal conocido como la cavidad pleural, que queda rodeado, en la parte del canal que contacta con el pulmón, por un tejido llamado **pleura visceral** y en el otro lado del canal por un tejido similar llamado **pleura parietal** o **costal**. Cuando el estado del salud del cuerpo no es el óptimo, uno puede estar sentado en medio de una corriente de aire y sentir al poco tiempo un dolor agudo como si alguien le hubiera clavado un cuchillo entre las costillas. Un médico le diría que ha contraído una **pleuresía**.

La pleura es una estructura elástica. Es por ello que, cuando nos vemos afectados por un dolor tan intenso, los pinchazos agudos son resultado de la expansión y la contracción del pulmón en el interior de la pleura, que ejerce presión sobre el sensible líquido de la cavidad pleural. La afectación prolongada de la pleura provoca una inflamación que se torna progresivamente más dolorosa.

Como el hígado está situado justo debajo de la base del pulmón derecho, aquél tiene la tendencia a empujar al pulmón hacia arriba. Esto hace que el pulmón derecho sea más corto y ancho que el izquierdo, pero su volumen real es mayor. El pulmón izquierdo, pese a ser más largo, tiene una menor capacidad o volumen que el derecho porque el corazón ocupa un espacio considerable en la parte izquierda del tórax.

Mediante el acto de la respiración, los pulmones pueden proporcionar a la sangre un suministro constante de oxígeno sin el que no podríamos vivir más que algunos minutos. Los pulmones también captan el nitrógeno del aire cuando respiramos, y este nitrógeno se usa para reponer los aminoácidos que forman las proteínas del cuerpo.

Los pulmones tienen una textura liviana, porosa y esponjosa que flota en el agua. Están conectados a los bronquios mediante muchas ramas de los mismos que se extienden por los distintos lóbulos de los pulmones, siendo cada vez más pequeños hasta que tienen alrededor de sólo un milímetro de diámetro, y es en este punto cuando reciben el nombre de bronquiolos.

Los pulmones están repletos de miles de pequeños sacos parecidos a racimos microscópicos de uvas que se llaman **alvéolos** que, de hecho, depositan el aire que respiramos en el interior de los vasos sanguíneos, tan abundantes en esa zona, y recogen, de esa misma sangre, el dióxido de carbono que debe ser retirado del cuerpo con cada respiración. De esta forma, nuestra respiración constituye una inspiración constante de aire y una espiración continua de dióxido de carbono. A pesar de la enorme cantidad de alvéolos en los pulmones, cualquier polución presente en el aire que respiremos tiene un claro efecto nocivo sobre nuestra salud.

La atmósfera de las ciudades, cargada de monóxido de carbono (el gas mortal procedente de los tubos de escape), gasolina, queroseno e hidrocarburos similares es responsable de un gran número de dolencias respiratorias y de enfermedades que dan como resultado el envenenamiento de la sangre con monóxido de carbono. Ésta es, sin lugar a dudas, una de las muchas razones por la cual las personas inteligentes que pueden hacerlo se han mudado, en los últimos años, al campo.

El humo del tabaco es especialmente perjudicial, tal y como indican las autopsias de los cadáveres de las personas que habían fumado a lo largo de la mayor parte de su vida. Los alvéolos estaban destruidos en cifras peligrosamente amplias, haciendo que los pulmones estuvieran negros como el carbón.

Aunque su vida es su sangre, el aire que respira es un factor destacado a la hora de determinar la duración de su vida y el estado en los últimos años de su existencia (si los vivirá con salud y felicidad o si acabará padeciendo decrepitud y senilidad).

El estado de todo el aparato respiratorio (desde la boca y los orificios nasales hasta la tráquea, los bronquios y los pulmones) depende de la limpieza del colon, además de la de los pulmones. No puede descuidar esta parte del cuidado de su cuerpo. La fermentación y la putrefacción en el colon tienen un efecto sobre la salud de cada parte de la anatomía y, como consecuencia de ello, sobre el cuerpo como conjunto. Hemos visto, a lo largo de los años, que cada persona que ha acudido a nuestra consulta con problemas bronquiales y otras afecciones respiratorias y que limpiaron su cuerpo mediante una serie de irrigaciones del colon hallaron alivio a su problema y con frecuencia se encontraron con la desaparición de otros males que les habían estado afligiendo.

La glándula tiroides

La **glándula tiroides** está ubicada en la parte delantera y los lados del cuello y está formada por un lóbulo derecho y uno izquierdo conectados en medio por una fina cinta llamada **istmo**. La glándula tiroides es ligeramente más pesada en la mujer que en el hombre y aumenta un poco de tamaño durante la menstruación y el embarazo.

LA GLÁNDULA TIROIDES

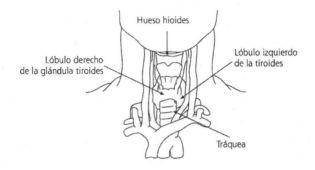

Hay una comunicación muy íntima entre los vasos linfáticos y los sanguíneos de la cápsula de la glándula tiroides. Los nervios consisten en una masa de tejido que se origina en el sistema nervioso simpático del cuello. La glándula tiroides es una glándula de secreción interna, lo que significa que no dispone de conductos por los que puedan salir las secreciones, excepto directamente hacia el torrente linfático y los vasos sanguíneos. Cuando la glándula tiroides tiene que suministrar estas secreciones al cuerpo, las vesículas en las que se generan se abren y la secreción es recogida por el torrente linfático y es transportada allá donde se necesita. Estas secreciones son las hormonas tiroideas que el cuerpo necesita no sólo para su metabolismo, sino también para el crecimiento y el desarrollo.

El yodo es una de las necesidades nutricionales más importantes para la glándula tiroides. ¿He dicho que es uno de los más importantes? El yodo es, de lejos, el oligoelemento **más** necesario para la glándula tiroides en especial y para todo el cuerpo en general. Nunca fui más consciente de la importancia del yodo que cuando estaba impartiendo unas clases en Charleston (en el oeste de Virginia). Tuve ocasión de visitar a un médico de

Clendenin, un pueblo de unos 1.200 a 1.400 habitantes. Me mostró dos botellas que contenían sal: una era sal de una salina cercana y la otra era sal de mesa blanca. Me dijo que cuando su padre, que también era médico, llegó al pueblo, el bocio era algo desconocido. En esa época, la sal de mesa blanca estaba empezando a hacer acto de presencia en las tiendas de alimentación y, al cabo de algunos años, apareció un elevado y alarmante porcentaje de casos de bocio. ¿La razón? Los habitantes del pueblo siempre habían usado la sal tal y como salía de las salinas locales. Esta sal contenía cierto porcentaje de yodo, pero la sal de mesa blanca no lo contenía. Cuando se supo esto, la sal de mesa acabó desapareciendo de esa región y con el uso de la sal de las salinas, la mayoría de los casos de bocio disminuyeron y muchos desaparecieron.

La capacidad de la glándula tiroides para usar el yodo está relaciona con el mantenimiento de limpieza del colon. Esto es especialmente notable cuando un bocio incipiente hace acto de presencia. Una serie de irrigaciones del colon ha acelerado considerablemente la utilización de yodo inorgánico por parte de la glándula tiroides. También ha provocado que el bocio incipiente desaparezca y ha hecho que se recupere con éxito la agilidad mental.

El yodo es el componente básico de la hormona tiroxina. Cuando, por alguna razón, la glándula tiroides no puede elaborar suficiente tiroxina, la piel adquiere un peculiar tono gris y se hincha o engrosa, el pelo se reseca y se torna quebradizo, el peso corporal aumenta y, lo peor de todo, se produce una pérdida de vigor y de agilidad mental. Este problema es similar al experimentado tras una tonsilectomía, lo que indica la íntima relación entre la glándula tiroides y las amígdalas, que se ven, ambas, seriamente influenciadas por el estado del colon.

Esta deficiencia de yodo debe tenerse muy en cuenta sobre todo en el caso de la gente que vive en zonas en las que se ha visto que existe una incidencia considerable de bocio, como sucede en algunas regiones de Michigan, Minnesota y Wisconsin, además de en los estados de Washington, Oregón y las regiones montañosas de Colorado. En estas áreas es especialmente importante el uso de irrigaciones del colon varias veces al año, y para solucionar la deficiencia de yodo se debería aportar algo de yodo inorgánico como parte de la dieta diaria (alga dulse y alga kelp granuladas).

La necesidad diaria de yodo para un adulto es realmente baja: el mínimo diario necesario es de alrededor de un cuarto de miligramo. Media cucharada de postre rasa de alga kelp en polvo o granulada es suficiente. Podemos mezclarla con cualquier tipo de alimento, especialmente con ensaladas o zumos de hortalizas crudas.

Es aquí donde se aprecian los beneficios de vivir en su pequeña granja en el campo. Si añade entre 4 y 7 kg de yoduro potásico por hectárea de tierra, podrá tener un aporte suficiente de yodo en cualquier cosa que consuma cultivada en esa tierra. Si tiene aves u otros animales, podría aportarles yoduro potásico, que tendrá beneficios tanto para ellos como para usted. De hecho, muchos ganaderos se han encontrado con que al aportar yoduro potásico a sus aves de corral, los huevos contenían un 400 % más de yodo que los de las gallinas a las que no se les había aportado este aditivo. Esto mismo aplica a la leche de las cabras y vacas suplementadas con yoduro potásico.

Mi mayor objeción a la sal yodada es que, aparte del beneficio que puede derivarse del yodo, su peligro no se ha eliminado porque se ha calentado a temperaturas enormes para que fluya.

La importancia del equilibrio hídrico en el organismo no debe pasarse por alto, ya que la glándula tiroides está íntimamente relacionada en este proceso. El cuerpo humano está constituido por entre un 75 y un 80 % de agua destilada. Si no hay una cantidad suficiente de agua que proporcione la humedad necesaria a las sustancias de desecho presentes en el colon, se desarrolla el estreñimiento, además de unas heces duras cuya excreción es difícil y dolorosa. Por tanto, se debe prestar igual atención a la glándula tiroides y al colon.

El metabolismo corporal depende de la hormona tiroidea tiroxina para su correcto funcionamiento. En estos aspectos, tanto la glándula tiroides como el colon están muy íntimamente implicadas.

La glándula tiroides está controlada por la hipófisis, de la que ya hemos hablado en un capítulo anterior. Este control por parte de la hipófisis es, a su vez, administrado por el hipotálamo, sito en el mesencéfalo. No hace falta tener mucha imaginación para darse cuenta del órgano tan maravilloso y milagroso que concibió nuestro Creador. Lo creó, al igual que hizo con todo, **con perfección**. Es el hombre, con el libre albedrío que le fue proporcionado, el que ha degradado su cuerpo obedeciendo a su apetito, en lugar alimentar a su cuerpo con el alimento natural, con sus cualidades íntegras y no procesado pensado para su nutrición, reabastecimiento y regeneración.

El timo

El **timo** (una glándula) es bastante grande en los bebés y los niños, pero tras la pubertad se va reduciendo gradualmente. Un bebé de sólo cinco semanas de vida tendrá un timo muy grande. El timo de una persona adulta tendría sólo una fracción del tamaño del de un niño.

En el pasado se consideraba que esta glándula había desempeñado su trabajo y que su utilidad ya había acabado en la pubertad. Ahora se sabe que el timo tiene una relación muy estrecha con los órganos reproductores durante toda la vida: esta relación empieza al nacer y sigue un camino definido con el desarrollo del aparato reproductor. Durante el período de la adolescencia esta glándula se torna más o menos agitada desde el punto de vista nervioso y responde estrechamente a las amígdalas. Como consecuencia, al extirpar las amígdalas, la agitación del timo provoca que el aparato reproductor sufra una serie de cambios psicológicos muy parecidos a lo que le sucede a un hombre castrado. Hemos visto, en el capítulo anterior dedicado a las amígdalas, la gran repercusión que pueden tener los cambios en los hombres y las mujeres. El timo tiene, por así decirlo, un papel en ese cambio.

La pérdida gradual de la máxima productividad y excitación sexual puede comprenderse mejor al tener en cuenta la pérdida progresiva de peso del timo. Al nacer, su peso es de unos 15 g; al alcanzar la pubertad, su peso ha aumentado hasta los 35 g; a los 25 años, su peso se ha reducido a 25 g; a los 60 años pesa unos 15 g, y a los 70 años pesa unos 6 g.

EL TIMO

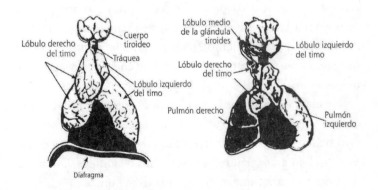

EL TIMO DE UN BEBÉ DE CINCO SEMANAS

El timo cuenta con glándulas de secreción interna relacionadas con las de los órganos reproductores. El riego sanguíneo del timo procede de las glándulas mamarias internas del pecho y de la glándula tiroides. La tiroides es una glándula especialmente importante en nuestra economía anatómica. Una alteración del timo puede reflejarse en, o desde, cualquiera de los órganos reproductores, las glándulas mamarias y la tiroides. Del mismo modo, una alteración tal podría estar relacionada con, o desde, este punto concreto en el ciego del colon ascendente.

Durante la dolescencia, el revestimiento externo del timo empieza a verse invadido por tejidos adiposos hasta que, a mediados de la veintena, se ha acumulado una capa considerable de grasa. Aparentemente, el objetivo de esta grasa es la producción de anticuerpos y material inmunizante, que son secretados hacia el torrente linfático por las numerosas glándulas linfáticas presentes en el timo. Estos anticuerpos son antagonistas de la acción dañina de las bacterias, los gérmenes y los microorganismos patógenos. Los anticuerpos son constituyentes característicos de la sangre y los fluidos corporales. En otras palabras, el timo se convierte en una fábrica para la producción de antitoxinas, antivenenos y antídotos que contrarrestan a las toxinas por todo el cuerpo. Estas antitoxinas combaten a la enfermedad, además de incrementar la inmunidad. Este procedimiento funciona fabulosamente siempre que el cuerpo, y en especial el colon, se encuentren perfectamente sanos.

Cuando descuidamos el colon y el torrente linfático, el cuerpo queda sobrecargado con sustancias de desecho que no puede eliminar, la linfa empieza a almacenar sustancias de desecho en las glándulas (o ganglios o nódulos) linfáticas de todo el cuerpo, que es el objetivo con el que estas glándulas linfáticas fueron creadas. Cuando estas glándulas linfáticas acaban llenas hasta el límite de su capacidad, se desarrollan problemas, generalmente en forma de bultos en algunas o muchas partes del cuerpo. Es posible darse cuenta de la cooperación existente entre el colon y el torrente linfático.

Como ya hemos observado, el timo está íntimamente relacionado con las glándulas mamarias, en el pecho. Es comprensible, por tanto, que estas sensibles glándulas mamarias fueran un objetivo fácil para la formación de bultos (tumores), que es lo que sucede frecuentemente. Por desgracia, este problema ha dado lugar a la demasiado frecuente práctica de extirpar el pecho mediante la cirugía, asumiendo que el bulto (tumor) era maligno.

Durante la pasada década, bastantes mujeres, generalmente a partir de los 35 años, pidieron consejo y asesoramiento porque les habían recomendado una amputación del pecho. La mayoría necesitaban nuestra opinión y pronto se sometieron a una serie de irrigaciones del colon que eliminaron los bultos en cuestión de días.

Un caso especialmente interesante fue el de una mujer a la que no conocía y que me telefoneó desde Nueva York para decirme que acababa de escaparse del hospital al que había acudido para un reconocimiento para determinar la causa y el estado de los bultos que tenía por todo su cuerpo. La noche anterior, mientras estaba en cama en el hospital, tuvo la curiosidad de saber qué decía su ficha sobre su estado, situada en la rejilla situada a los pies de su cama. Quedó anonadada al saber que estaba programado que entrara al quirófano al día siguiente para unas pruebas exploratorias para confirmar o descartar un cáncer. Salió de la cama de un brinco, se vistió y se marchó corriendo a casa. Le dije que no tenía sentido que viajara una larga distancia para venir a verme a Arizona cuando podían cuidar perfectamente bien de ella en Nueva York. Le dije que si estuviera tan afligido me sometería, sin demora, a una serie de irrigaciones del colon durante días consecutivos a lo largo de unas tres semanas. Me respondió que eso es exactamente lo que haría. Le pedí que me tuviera informado durante las siguientes tres o cuatro semanas y que me hiciera saber cómo estaba. Me telefoneó un mes más tarde para decirme que todos y cada uno de los bultos habían desaparecido de su cuerpo, y que sentía una energía y una vitalidad tan maravillosas que apenas sabía qué hacer consigo misma. Por supuesto, debo añadir que bebió varios litros de zumos de hortalizas crudas y que siguió nuestro programa tan fielmente como pudo cada día durante ese mes, y que pretendía seguir haciéndolo. ¿No es eso formidable?

Los bultos en el caso de esta mujer fueron resultado de no haber mantenido su colon limpio. El problema en su colon fue fruto de la ingesta de alimentos incompatibles y cocinados en aceite y grasa, y por tomar bebidas que contribuían a la alteración del aparato digestivo. Como vivía en Nueva York, comía con demasiada frecuencia en restaurantes, donde no podía controlar la calidad de los alimentos ni la forma en que eran manipulados o cocinados. Su cambio para pasar a consumir alimentos naturales le costó el susto de una posible operación para solucionar un cáncer.

Además de la relación que el timo tiene con las glándulas tiroides y las mamarias, también tiene una relación directa o indirecta con las glándulas adrenales y el plexo solar.

Una alteración en esta área concreta del colon suele venir como resultado de una producción excesiva de mucosidad debido a la ingesta de alimentos generadores de moco. Entre ellos, la leche de vaca es el principal culpable. Me he dado cuenta de que los niños criados a base de leche de vaca se ven alterados emocionalmente con más facilidad que los niños que han recibido lactancia materna hasta los 18 meses y que han tomado leche cruda de cabra y zumos de hortalizas crudas. Éstos eran más estables emocionalmente y más educados.

En cuanto a los adultos, cuando la naturaleza de los alimentos ingeridos tiene una proporción inadecuada de carnes y comidas fritas y cocinadas con grasas y el colon no está limpio, existe la tendencia a buscar una sobreestimulación sexual y las perversiones concomitantes asociadas con ella.

Nunca subestime el valor de su timo. Nuestro Creador tuvo muchas buenas razones para ubicarlo justo donde está. Es su responsabilidad, por tanto, vigilar su comida y mantener su colon limpio y sano mientras lo conserve.

El corazón

Ahora nos encontramos circulando por el colon transverso (diríjase a la **Tabla de terapia del colon** para ubicarlo) y hemos llegado a la zona con la etiqueta del **corazón**. El corazón es, pura o simplemente, un órgano automático. La automaticidad del corazón se debe a los músculos y los nervios de los que está constituido; no obstante, ellos no poseen la fuerza activadora que mantiene unos latidos cardíacos normales y sanos unas 100.000 veces por día durante 50, 75, 100 y más años. Y aun así, esta milagrosa bomba sólo tiene el tamaño aproximado del puño de un hombre.

Todo el cuerpo contiene sólo alrededor de 5 litros de sangre. Éstas son sus existencias totales de sangre, y un cuerpo saludable no le añade mayor cantidad a lo largo de toda su vida. No obstante, durante cada período de 24 horas, día tras día y año tras año, esta pequeña bomba llamada corazón bombea entre 10.000 y 11.000 litros de sangre por todo el cuerpo, desde la cabeza hasta los pies. Piense, simplemente, que durante unos meros 50 años, el corazón habrá bombeado unos **170 millones de litros de sangre por todo el cuerpo**. ¿Milagroso? Ninguna persona podría idear un utensilio que pudiera siquiera aproximarse a este desempeño.

¿Dónde reside el secreto de este servicio tan constante, oportuno y eficaz? Reside exactamente en su mesencéfalo, en una masa de nervios llamada hipotálamo. Como ya ha aprendido en el capítulo dedicado al hipotálamo, este órgano es el transformador que reduce las vibraciones de la energía cósmica del universo desde una cantidad incalculable de voltios hasta el nivel de voltaje y energía que la persona necesita en cada momento. Por tanto, el hipotálamo administra el movimiento perpetuo de la energía cósmica mediante alguna forma computerizada que todavía no hemos descubierto, preocupándose de las necesidades de las glándulas, los órganos y las distintas partes del cuerpo.

Uno de los prerrequisitos de la actividad normal del corazón es el estado de limpieza constante del colon. Si existe una acumulación excesiva de sustancias de desecho fermentándose y pudriéndose en el colon, los resultados afectarán al corazón.

Hace algunos años, recibí una llamada telefónica de una mujer de Kansas hacia las 11 de la noche. No la conocía, pero recordaba que había adquirido una de mis *Tablas de relajación del pie*. Me comentó que su padre estaba sufriendo un ataque al corazón y que no quería llamar a un médico.

Le dije: «Usted tiene mi *Tabla de relajación del pie,* si no recuerdo mal».

«Sí –me contestó–. La tengo enmarcada en mi habitación.»

Le dije: «¿Ve dónde en la planta del pie...?».

Me interrumpió con un comentario enfático: «Pero mi padre está sufriendo un ataque al **corazón**. ¡Sus pies están bien!».

EL CORAZÓN

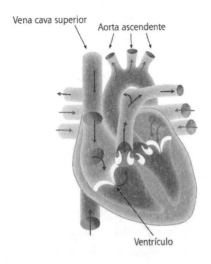

Vena cava superior

Aorta ascendente

Ventrículo

Proseguí: «¿Ve dónde se encuentra el dibujo del corazón en la planta del pie? Si fuera usted, le quitaría los zapatos, tomaría su pie con ambas manos y presionaría con las yemas de los dedos la zona en la que se encuentra el dibujo del corazón con tanta fuerza como pudiera y la mantendría unos 15 minutos».

Me telefoneó al cabo de dos días y me dijo que lo hizo y que unos minutos después, su padre empezó a eructar y a expulsar grandes cantidades de ventosidades malolientes. Luego durmió como un tronco hasta las 9 de la mañana y volvió a la oficina ese mismo día.

Los alimentos ricos en almidón pueden provocar muchos problemas en el colon y ser también peligrosos para el corazón. La digestión de tales almidones en cantidades excesivas provoca la creación de cantidades anormales de carbono, que se convierte en gas del ácido carbónico. Para evitar este peligro, debemos reducir nuestro consumo de almidones al mínimo o, mejor todavía, evitarlos.

Déjeme aclarar este principio de la función automática del corazón. Las contracciones rítmicas del corazón deben ser, en esencia, un fenómeno que se origina desde fuera y alejado de las células y tejidos cardíacos, que son, puramente, materia física. No hay materia física alguna que pueda llevar a cabo ninguna actividad 24 horas al día durante 80, 90 o más de 100 años sin necesitar continuas reparaciones. Esto no tiene lugar en el corazón. Por tanto, es obvio que la función automática del corazón procede de alguna fuente extrínseca y efímera. Esta fuente es, incuestionablemente, sobrehumana. La energía cósmica es sobrehumana, al igual que lo son las vibraciones de la energía cósmica procedentes del hipotálamo, transmitidas hacia el corazón mediante algún sistema computarizado misterioso. Esto sería responsable de que el corazón de un hombre sano y vigoroso de 80, 90 e incluso 100 años no haya detenido sus latidos ni un solo instante. Los fisiólogos han llamado a este movimiento casi perpetuo **estímulo interior**, y así es, procedente del universo. Nuestro Creador consiguió una obra maestra perfecta al crear el corazón del hombre.

El corazón se ve muy claramente afectado por las impurezas de la sangre (y por la fermentación y la putrefacción de las sustancias de desecho de cualquier lugar del cuerpo), ya que estas impurezas son recogidas por la sangre y la linfa. Estos fluidos sanguíneos y linfáticos pasan por el corazón constantemente. Los gases del colon pueden pasar fácilmente a cualquier parte del cuerpo mediante el proceso de la ósmosis gaseosa. Obviamente, cuando se forma una bolsa de gas en cualquier parte del corazón, es muy probable que provoque problemas, ya se encuentre el gas en el interior del colon transverso o en la zona del diafragma. Al principio de la disertación de este capítulo he aportado un ejemplo gráfico de cómo puede producirse un ataque al corazón bajo tales condiciones, y cómo mediante la relajación de los músculos de la zona implicada, el problema desaparece y el ataque al corazón se desvanece.

Hay tres minerales concretos que el corazón necesita y que son esenciales en cantidades mínimas (una pequeña fracción de un 1 %). Se trata del potasio, el sodio y el calcio. El potasio y el sodio promueven un estado de relajación de los músculos, mientras que el calcio desarrolla un estado de contracción. Estos elementos son suministrados por el alimento que consumimos. Cuando el alimento está crudo, estos elementos se encuentran en forma de minerales orgánicos que el cuerpo absorbe fácilmente con fines constructivos. Cuando estos elementos se obtienen a partir de alimentos cocinados o fritos, son inorgánicos y buena parte de su energía y su valor se pierden. Afortunadamente, el cuerpo tiene un amplio nivel de tolerancia y puede utilizar estos elementos inorgánicos, pero lo hace a expensas de un gran gasto de energía en los procesos de la digestión. Los alimentos cocinados y los fritos generan una mayor fermentación que los vivos y orgánicos.

La sangre es vida para el cuerpo, mientras que el corazón es el motor que mantiene esa vida en circulación. La función y la actividad regulares del corazón son esenciales para nuestra supervivencia. Una vez somos plenamente conscientes de ello, haremos todo lo que esté en nuestras manos para mantener nuestro cuerpo en un estado óptimo en su exterior y su interior. Mantener bien conservado el interior del cuerpo es mucho más importante, ya que no podemos saber si algo marcha mal hasta que una dolencia, enfermedad o mal nos advierte repentinamente de este hecho. Para conseguir este estado óptimo deberíamos concentrarnos en el colon: la experiencia nos ha demostrado que no hay nada más importante que esto.

No hay ningún órgano del cuerpo al que podamos forzar o eliminar sin que se produzca algún daño o peligro impredecible en el futuro. Si es posible, lo mejor es no desprenderse nunca de ningún órgano, glándula o de ninguna parte necesaria de la anatomía. Recuerde siempre que, aunque nuestro Creador hizo que nuestro cuerpo fuera perfecto al principio, también nos ha proporcionado la manera y los medios de remediar cualquier mal al que hayamos sometido a nuestro organismo.

El diafragma

Normalmente no oímos la palabra **diafragma** relacionada con nuestra anatomía. De hecho, el diafragma constituye la separación entre el tórax y el abdomen. Está unido a las vértebras lumbares en la parte posterior y a las sextas o séptimas costillas y sus cartílagos. Cuando una persona respira, su diafragma se contrae, se aplana e incrementa la capacidad del tórax.

El diafragma es una estructura muscular muy importante implicada en la respiración, la defecación, en la actividad corporal durante el parto y en otros procesos. Cuando tenemos hipo, el diafragma se contrae de forma espasmódica. Los músculos de la parte posterior del diafragma se extienden desde el sacro, en la parte inferior de la columna vertebral, hasta el cráneo, estando, pues, sujetos a problemas que pueden afectar a la columna vertebral.

Los músculos del diafragma ubicados en el área torácica provocan la elevación y el descenso de las costillas durante la respiración. Hay un ejercicio muy eficaz que llevo a cabo cada vez que doy un paseo. Consiste en soplar a través de los dientes emitiendo el sonido «SHUU-SHUU-Shuu-shuu-shuu», repitiéndolo una y otra vez. Simplemente inténtelo: coloque su mano sobre su diafragma y emita el sonido «SHUU-SHUU-Shuu-shuu-shuu», y sentirá cómo el diafragma se desplaza hacia el interior. Esto significa que está forzando al aire estancado y al dióxido de carbono para que salgan de la parte inferior de los pulmones y que, automáticamente, como si hubiera una aspiradora, introduce en la parte inferior de los pulmones un suministro de aire fresco. Cuando camino un kilómetro siempre practico este ejercicio: el terreno parece deslizarse bajo mis pies y vuelvo a casa revitalizado. Un poco de práctica revelará la importancia interna de este ejercicio. Fue el fallecido Dr. Thomas Gaines el que me lo enseñó hace unos 40 años.

Las actividades en las que el diafragma está relacionado son demasiado numerosas para enumerarlas aquí. Baste con decir que, de hecho, es una de las partes más importantes de la anatomía y que depende en gran medida del estado del colon. Si tenemos en cuenta únicamente el problema de la defecación, podremos comprender por qué es necesario mantener el colon limpio para así evitar las complicaciones en el diafragma cuando nos vemos obligados al usar la fuerza muscular en la región del recto cuando la defecación resulta difícil. Cualquier complicación que perjudique al diafragma puede afectar a la respiración y a la actividad del corazón. También puede interferir con la digestión y con la asimilación del alimento, y puede provocar presión sobre el plexo solar lo que, a su vez, puede afectar a las emociones.

Siempre es buena idea, útil y previsor someterse a una serie de irrigaciones del colon por lo menos una vez al año a lo largo de toda la vida. Vale la pena, ya que nada puede compensar evitar la senilidad precoz o, incluso, un estado de senilidad a cualquier edad.

VII

EL CENTRO DE PROCESAMIENTO

El estómago

Su **estómago** puede ser su amigo o su enemigo, dependiendo de lo que introduzca en él.

Mientras se valga usted por sí mismo, nadie, excepto usted, podrá introducir nada en su estómago. Lo que llega a su interior determinará lo que acabará habiendo en su colon: no puede evitar este hecho. Decir que «uno es lo que come» es un cliché con gran dosis de verdad. Las células y los tejidos de su cuerpo son sus lacayos y dependen de **usted** para obtener su sustento. Trabajan para usted constante y fielmente durante tantos años como les dé la oportunidad de regenerarse, llenos de vida, con el alimento que consuma.

Para comprender el funcionamiento del estómago, deberíamos estudiar el método mediante el cual el alimento que introducimos en nuestra boca llega a él. Como habrá apreciado al estudiar la laringe, ésta es la válvula que cierra el acceso a la tráquea cuando introducimos algo en la boca cuyo destino es el estómago. Sobre los dos labios de la laringe hay una membrana llamada **glotis**. Por encima de ésta hay una membrana adicional llamada **epiglotis**. Su función consiste en cerrar el acceso a la tráquea cuando el alimento, o cualquier sustancia, es transportado hacia el esófago para que entre en el estómago. De esta forma, el cuerpo humano ha tomado las precauciones necesarias para evitar ahogarse cada vez que traga algo. La apertura y el cierre de la glotis son tan instantáneos como complejos, ya que no pasa ni un segundo entre el cierre de la glotis y la entrada de alimento en el esófago, de camino hacia el estómago. La velocidad de tránsito del alimento a lo largo del esófago depende de su consistencia. Cuando el alimento ingerido es muy blando o líquido, llega a la entrada del estómago en alrededor de una décima de segundo mediante la fuerza del acto inicial de tragar. Cuando el alimento es sólido o semisólido, es dirigido en sentido descendente hacia el estómago mediante la acción de las ondas peristálticas de la musculatura del esófago, y le suele llevar varios segundos llegar al estómago.

En el extremo superior del estómago hay un esfínter o anillo muscular que puede contraer o cerrar la abertura del estómago. Se llama **cardias** o **esfínter cardial** y es controlado por el nervio vago, que interviene en las actividades digestivas, y el ganglio, conocido con el nombre de ganglio semilunar, que consiste en un grupo de nervios que tienen su raíz en el plexo solar. Éstos están influidos estrechamente por las glándulas adrenales.

Las raíces nerviosas situadas en el plexo solar deberían reproducir una imagen en su mente. El plexo solar es el primer órgano del cuerpo en «tensarse» siempre que se sufre la más leve alteración mental o emocional. Como consecuencia de ello, cualquiera de estas alteraciones puede afectar a la digestión desde su inicio. Generalmente, el alimento necesita sólo la mitad de tiempo para llegar al fondo del estómago que el que precisó para llegar desde la boca hasta el esfínter cardial. El efecto constrictor de las emociones negativas sobre el plexo solar puede transmitirse al esfínter cardial, dando así como resultado cualquiera de las alteraciones digestivas.

EL ESTÓMAGO

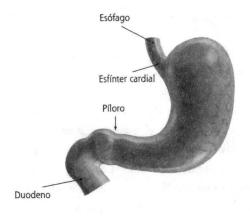

Esófago

Esfínter cardial

Píloro

Duodeno

Esta relación entre el plexo solar, las glándulas adrenales y el esfínter cardial también tiene una gran influencia durante los períodos de la digestión. Hay gente que puede engullir su comida sin efectos adversos aparentes, pero esta práctica hace que las glándulas digestivas, el esfínter y las actividades se salgan de su ritmo normal, lo que puede acabar provocando un prolapso estomacal, indigestión e incluso úlceras en los órganos digestivos. Una persona que coma lentamente y que insalive concienzudamente su comida en la boca ayuda considerablemente a los procesos digestivos, siempre que, por supuesto, el alimento consumido constituya una combinación compatible.

La forma en la que el alimento es preparado mediante la masticación y la insalivación tiene una considerable influencia en los procesos de la digestión y en la emisión fina de la fibra y de otras sustancias no digeribles desde el intestino delgado hasta el saco ciego del colon ascendente. Cuanto mejor sea la masticación, más fácil será el trabajo de las glándulas digestivas y del hígado.

Una vez que el alimento llega al estómago cesa su actividad o paso hacia cualquier parte del aparato digestivo, excepto durante los segundos en que se abre la válvula pilórica para permitir que salga una pequeña cantidad de bolo alimenticio licuado a intervalos regulares. Esto permite que los distintos jugos gástricos del estómago trabajen sobre los tipos concretos de elementos minerales-químicos por los que estaba compuesto el alimento ingerido. Hay un orden definido de movimientos en el estómago, especialmente en la separación y la eyección de las partes más líquidas del bolo de las más sólidas.

El fondo o fundus del estómago no sirve, como muchos suponen, para amortiguar el aire emitido al eructar. Está ahí para que el estómago lo use como lugar de almacenamiento para retener la masa del alimento mientras la actividad del píloro macera el bolo y lo conduce hacia el duodeno de vez en cuando. El movimiento del bolo empieza al cabo de algunos minutos después de su llegada al estómago.

El estómago es liso y está colapsado hasta que se ingiere alimento. Luego, cada bocado subsiguiente espera su turno para ser procesado por los jugos gástricos entre el esfínter cardial y el píloro. Los alimentos carbohidratados salen del estómago poco después de su ingesta y necesitan alrededor de sólo la mitad del tiempo que precisan las proteínas para su procesado gástrico completo. Las grasas, no obstante, al ser consumidas solas permanecen en el estómago mucho tiempo, pero al combinarse con otros alimentos, su tránsito por el píloro se ve retrasado considerablemente. Las grasas son digeridas mediante el calor corporal, y este calor es regulado por los nervios implicados en los procesos digestivos del estómago.

Cuando un alimento carbohidratado es consumido antes de la ingesta de un alimento proteico, los carbohidratos, que cuentan con la ventaja de una posición prioritaria, pasarán por el píloro y llegarán al duodeno rápidamente, mientras que la proteína queda retenida para su procesado gástrico. Si, por el contrario, la proteína es consumida antes que el carbohidrato, el tránsito de éste por el estómago se verá demorado. Cuando se consumen juntos alimentos carbohidratados y proteicos concentrados, el bolo de esta combinación es tratado primero por las enzimas destinadas a la proteína en la parte superior del estómago y el alimento carbohidratado se ve, por tanto, «contaminado». Cuando, en su momento correspondiente, el bolo alcanza la parte media del estómago, se produce una mayor acidificación por parte del ácido clorhídrico. El resultado de esta demora provoca que el alimento carbohidratado permanezca en el estómago durante más tiempo del necesario para su procesado enzimático. Esto es probable que dé como resultado su eventual fermentación a lo largo de su camino para su absorción y eliminación. Esta situación tiene unas consecuencias serias en los problemas de evacuación de la persona.

En nuestra civilización actual, el hombre es víctima de sus apetitos. Come lo que quiere y en cualquier momento. Está influido por el entorno en el que nació y también por las costumbres y los hábitos de la sociedad. Puede, como consecuencia, adoptar los mismos hábitos alimentarios que aquellos que se encuentran en su entorno, lo que, al final, puede acabar resultando un veneno para él.

El colon es el mejor indicador de los hábitos de una persona y del estado de su cuerpo, tanto si éste está sano como si no. Un colon limpio es el mejor seguro de salud que podemos tener. No hemos dado con una mejor forma de conseguir y mantener un colon sano que mediante las irrigaciones del colon y el consumo de alimentos adecuados.

Si pudiéramos vivir en el campo y cultivar nuestros alimentos de forma ecológica, no deberíamos padecer ni estreñimiento ni problemas relacionados con la evacuación. Después de todo, la vida en una granja puede implicar un trabajo duro, pero en la vida nada por lo que no tengamos que trabajar vale la pena. La vida en una granja podría proporcionarnos todos los alimentos nutritivos que necesitamos sin depender por completo del comercio.

El píloro

Hay una válvula a la salida del estómago llamada **válvula pilórica**. Esta válvula controla el volumen de alimento que sale del estómago después de que los jugos gástricos hayan hecho su trabajo. Los líquidos suelen pasar antes que el bolo a través de la válvula pilórica. La válvula pilórica tiene glándulas que segregan un líquido alcalino que contiene pepsina, además de una sustancia que actúa como medio químico para estimular a los jugos gástricos. Esta sustancia no se dirige hacia el estómago, sino que es transportada por el torrente sanguíneo, que la conduce hacia las glándulas gástricas, estimulándolas para que secreten. El efecto de esta actividad no es un reflejo usual provocado por los nervios, sino la estimulación de un órgano por parte de sustancias químicas elaboradas en otro.

Debe recordarse que la hormona secretada por las glándulas pilóricas consiste, principalmente, en pepsina y ácido clorhídrico. Esta misma combinación se usa en el estómago para metabolizar y licuar proteínas sólidas. La importancia de la secreción de las glándulas pilóricas es muy aparente por el hecho de que ninguna proteína sólida de ningún tipo puede aprovecharse en el proceso de la digestión, sino que debe estar licuada. La naturaleza nos ha proporcionado un margen extra de seguridad para asegurar la licuación completa de las proteínas que no se licuaron en el estómago.

El hígado

En la parte superior del colon ascendente, en el punto en el que se curva hacia la derecha en la tabla (se curva hacia la izquierda en el cuerpo) se encuentra la zona con la etiqueta del **hígado**. Esta curva se conoce con el nombre de **flexura hepática**, y está localizada justo sobre el hígado. El hígado está constituido por el lóbulo derecho y el izquierdo: el derecho es, con diferencia, el mayor de los dos.

EL HÍGADO

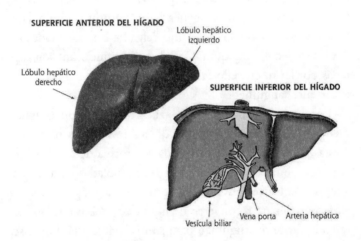

SUPERFICIE ANTERIOR DEL HÍGADO

Lóbulo hepático izquierdo

Lóbulo hepático derecho

SUPERFICIE INFERIOR DEL HÍGADO

Vesícula biliar   Vena porta   Arteria hepática

El hígado es la glándula de mayor tamaño del cuerpo y es el órgano que lleva a cabo el trabajo más activo y amplio de toda la anatomía. Todo lo que desciende por la garganta en forma de alimento o de otras sustancias, y toda la bebida que consumimos, sorbemos o tragamos debe pasar, en forma más o menos líquida, a lo largo de los 8 m del intestino delgado. Éste cuenta con millones de órganos parecidos a diminutas copas de succión llamados **microvellosidades** o villi. Su objetivo es absorber cada molécula del material que se encuentra en el interior del intestino delgado y pasar estas moléculas a los vasos sanguíneos circundantes. La sangre de estos vasos lleva al instante a estas moléculas al hígado, donde se separan en sus átomos constituyentes. Los átomos separados son entonces catalogados y asignados a otros átomos que, a su vez, forman nuevas moléculas del tipo que necesita el cuerpo y que las células y los tejidos del cuerpo pueden usar.

Por tanto, es inútil consumir cosas como «una proteína completa» con las expectativas y la falsa garantía de que esta proteína completa o ideal será usada por el cuerpo. La llamada proteína completa debe, en primer lugar, emulsionarse en forma de una masa heterogénea llamada **quimo** y mezclarse con todo lo demás en el intestino delgado. En este estado, todas las moléculas del quimo, cualesquiera que sean, son captadas por las microvellosidades y transportadas al hígado por el torrente sanguíneo.

Lo que originalmente eran azúcares y almidón es igualmente metabolizado en forma de sus respectivas moléculas y éstas, a su vez, son desintegradas en forma de los distintos átomos que las componen y son reensambladas para formar glucosa. Entonces, ésta es convertida en glucógeno, que es almacenado para reconvertirlo en glucosa, que podrá liberarse en el torrente sanguíneo para suministrarla allá donde sea necesario. La glucosa es un tipo de azúcar presente en muchas frutas, como las uvas, las manzanas, los plátanos y también la miel. El glucógeno es un carbohidrato insípido relacionado con la glucosa y el almidón.

El hígado está implicado de forma natural en la captación de las distintas moléculas que constituyen las muchas vitaminas necesarias para nuestro bienestar. Tenga en cuenta los numerosos átomos que entran en la composición de las vitaminas. Aquí tenemos algunas escogidas al azar:

C = Carbono, H = Hidrógeno, O = Oxígeno
Cl = Cloro, N = Nitrógeno, S = Azufre
Vitamina A = C20, H29, OH
Vitamina B_1 (tiamina) = C12, H17, ClN4, OS
Vitamina B_2 (riboflavina) = C17, H20, N4, O6
Vitamina B_6 = C8, H11, NO3
Vitamina C = C6, H8, O6
Vitamina D = C28, H43, OH
Vitamina E (-tocoferol) = C29, H50
Vitamina E (- y-tocoferol) = C28, H48, O2
Vitamina K = C31, H46, O2

El departamento de las vitaminas del hígado no puede utilizar ninguna vitamina como una sustancia entera, compuesta. Las actividades nutricionales del cuerpo no funcionan de esta forma. El volumen de cada vitamina en gramos es tan microscópico que sólo un sistema computerizado milagroso que trabaje desde el interior del cuerpo de una manera de lo más misteriosa podría tener algún efecto adicional en un cuerpo de 70 o 90 kg o en el de un niño. Medio kilo de plátanos pelados contiene, por ejemplo, de media, menos de ¼ de mg de vitamina B_1 (tiamina) y sólo unos 0,29 mg de riboflavina. Dese cuenta de que un gramo son 1.000 mg y que 1 kg son 1.000.000 mg. Medio kilo de coliflor sólo contiene ½ mg de tiamina y otro tanto de riboflavina.

Obviamente, si consumimos principalmente hortalizas crudas y frutas, frutos secos, semillas germinadas y zumos de hortalizas crudas, podemos obtener todas las vitaminas que necesita el cuerpo. Nunca he tomado vitaminas, ya que obtengo todas las que necesita mi cuerpo manteniendo mi colon limpio y consumiendo este tipo de alimentos. Nunca he padecido deficiencias de vitaminas. ¿Por qué? Los átomos que necesita mi hígado para elaborar cualquier vitamina que precise mi organismo se obtienen de los alimentos crudos que ingiero, además de los zumos que tomo.

Cuando era joven, antes de tener más información, comía lo que la mayoría de los escoceses: gachas de avena con leche y azúcar, muchos almidones (por ejemplo bollos y galletas, como las elaboradas con almidones y azúcar). Estos alimentos hicieron que mi hígado resultara muy afectado, y reaccionó como correspondía. Al tomar mucho zumo de zanahoria me vi recompensado con una recuperación completa. No obstante, no podía eliminar la bilis acumulada a través de mi colon obstruido con la suficiente rapidez, por lo que la eliminé a través de los poros de la piel. Todos pensaban que padecía ictericia, pero al cabo de algunos meses se solucionó y mi piel estaba mejor que nunca. ¿Le sorprende que intente vivir lo más acorde posible con lo que dicta la naturaleza? No me envidie: haga usted lo mismo.

Una actividad muy importante del hígado es la generación de bilis. Después de su elaboración se almacena en la vesícula, para ser vertida en el duodeno siempre que algo pase por él desde el estómago. Hablaremos del papel de la bilis en el próximo capítulo. Baste aquí con decir que la bilis está implicada en la digestión y la absorción de las grasas.

El hígado evita la coagulación de la sangre. Como se sabe que la vitamina K evita las hemorragias, debería apreciar el trabajo relacionado con combinar la fórmula de la vitamina K listada anteriormente. Piense en la combinación de 31 átomos de carbono, 46 átomos de hidrógeno y 2 átomos de oxígeno para formar las moléculas de vitamina K, y harán falta miles de estas moléculas para evitar que su sangre se coagule. Marea sólo de pensarlo. Si nutre su cuerpo correctamente, mantiene su colon limpio y su mente elevada, su hígado cuidará de usted.

Otras funciones del hígado hacen referencia al metabolismo de las grasas y las proteínas. El hígado es un agente desintoxicador y una reserva de sangre. Metaboliza la hemoglobina de los glóbulos rojos que ya han cumplido su cometido y también almacena cobre, hierro y otros oligoelementos para su uso instantáneo cuando sea necesario.

Es nocivo y peligroso descuidar el estado del colon. La interferencia parasitaria en cualquiera de las funciones del cuerpo, y del hígado en especial, es la causa de la mayoría de las dolencias y los males físicos. Es por esta razón por la que la gente no olvida someterse a una serie de irrigaciones del colon anualmente mientras viva, especialmente si consumen alimentos ortodoxos cocinados de forma ortodoxa.

La vesícula biliar

La vesícula biliar es un saco bulboso unido a la parte inferior del hígado y que sirve como depósito de la bilis secretada por el hígado.

La bilis es un elemento importante en el proceso de la digestión, ya que está implicada, principalmente, en la digestión de las grasas. La bilis colabora en los procesos digestivos neutralizando al ácido quimo, que pasa por el duodeno procedente del estómago, mediante la emulsión de las grasas. También promueve la peristalsis y la absorción de elementos por parte del cuerpo, ayudando a evitar la putrefacción.

La bilis está compuesta por ciertos ácidos que constituyen un grupo de productos naturales íntimamente relacionados. Aunque los ácidos biliares se encuentran libres en cierto grado, suelen estar combinados con glicina o taurina (como en el caso del ácido glicocólico y el taurocólico), que proceden del metabolismo de las proteínas. Dos de los ácidos biliares más conocidos son el cólico y el litocólico.

LA VESÍCULA BILIAR

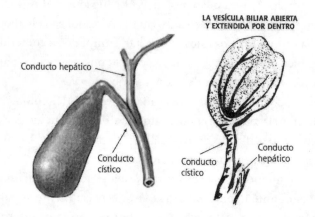

El colesterol es un alcohol blanco, graso, cristalino, insípido e inodoro que se encuentra en abundancia en los tejidos de los nervios. También está presente en la bilis y en los cálculos biliares. No contiene nitrógeno, por lo que no es una proteína. La lecitina y el colesterol suelen encontrarse juntas, lo que denota un rasgo fisiológico con respecto a su función.

Debo desviarme un momento para relatar el interesante resultado del uso de la hierba llamada amor de hortelano, azotalenguas o lapa (*Galium aparine*), con la que tanto los cálculos biliares como los renales se han disuelto por completo. Se introdujo un cálculo biliar de unos 10 ml de diámetro en un tubo de ensayo que luego se llenó con una cucharada de azotalenguas en infusión en una taza de agua destilada que se encontraba justo por debajo del punto de ebullición. Al cabo de 48 horas no quedaban restos del cálculo. Esto se ha repetido varias veces con resultados similares, lo que lleva a la conclusión correcta de que mediante la ingesta de una taza de infusión de azotalenguas tres o cuatro veces al día, unida a irrigaciones del colon, es posible disolver estos cálculos y despejar el conducto biliar.

La vesícula biliar es un órgano extremadamente importante. Extirparlo no da sino lugar al desarrollo de dificultades posteriores en la correcta digestión del alimento.

El páncreas

El **páncreas** es una glándula alargada y estrecha de secreción interna y externa. Se extiende desde el bazo hasta un poco más arriba del centro de la curva semicircular del duodeno. Su principal conducto se une al de la vesícula biliar y desemboca en el duodeno. El páncreas es una glándula tubular compuesta como las glándulas salivares de la boca.

El páncreas es una de las glándulas más activas del organismo. Todo lo que pasa por el duodeno necesita algunos de los jugos digestivos producidos en el páncreas. El jugo pancreático contiene enzimas digestivos y es alcalino, lo que sirve para establecer las condiciones ideales para que las enzimas intestinales desempeñen su trabajo en el intestino delgado.

EL PÁNCREAS

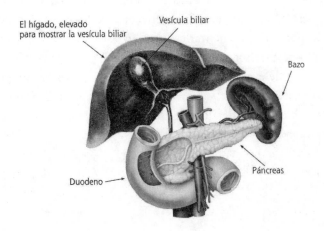

El hígado, elevado para mostrar la vesícula biliar

Vesícula biliar

Bazo

Páncreas

Duodeno

Hacia la zona central del páncreas hay un grupo de glándulas de secreción interna llamadas **islotes de Langerhans**, que producen insulina, la hormona que controla el metabolismo del azúcar (los niveles de azúcar en sangre) y de otros carbohidratos. Cuando el cuerpo sufre una intoxicación y el colon está afectado por la fermentación y la putrefacción, estas glándulas son incapaces de producir insulina, lo que provoca una intolerancia al azúcar por parte del cuerpo. Bajo estas circunstancias, el volumen de azúcar se ve incrementado en la sangre y es descargado hacia los riñones. Este problema se llama diabetes del azúcar o diabetes mellitus. Mucha gente afectada por este problema se ha encontrado con que la limpieza del colon mediante una serie de irrigaciones del mismo, junto con un cambio completo en la dieta para pasar a tomar zumos de hortalizas y frutas crudas, y frutos secos y semillas germinadas ha hecho que sea posible que eviten el uso posterior de insulina. De hecho, obtuvieron muchos beneficios bebiendo un litro diario de la mezcla de zumo de zanahoria, apio, judía verde y coles de Bruselas que aparece en mi libro *Fresh Vegetable and Fruit Juices*.

El páncreas es una glándula muy importante en nuestro cuerpo y deberíamos tratarlo con todo el respeto que merece si queremos tener una salud perfecta y de hierro. El primer lugar por el que comenzar es su colon.

No deja de ser extraño que las personas debamos tropezar antes de escuchar la sabiduría con la que nos ha dotado nuestro Creador. La suma de todas las tareas del hombre consiste en aprender lo que es cierto, para así hacer lo correcto.

El bazo

El **bazo** es un órgano que se encuentra en el lado izquierdo del cuerpo, bajo las costillas inferiores. Está conectado con el estómago mediante el ligamento gastroesplénico, y al riñón izquierdo mediante el ligamento renal. El bazo está formado, en gran medida, por tejido adenoide laxo conocido con el nombre de **pulpa esplénica**.

Dispone de su propio mecanismo inherente mediante el cual se expande y se contrae, aumentando ligeramente de tamaño durante la digestión del alimento. Es un gran filtro de la sangre ubicado en el principal torrente de los vasos sanguíneos conocidos con el nombre de arteria esplénica. Entre sus muchas funciones está la de eliminar los glóbulos rojos ya muertos de la sangre, además de cualquier bacteria y otras sustancias de desecho que puedan estar presentes. El bazo también produce antibióticos.

Tras la concepción y durante el desarrollo del feto, el bazo produce células sanguíneas y glóbulos rojos, los almacena y los envía al torrente sanguíneo a medida que va siendo necesario.

EL BAZO

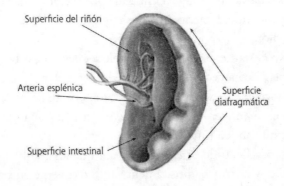

Superficie del riñón

Arteria esplénica

Superficie intestinal

Superficie diafragmática

Existen algunas funciones del bazo que todavía no han sido estudiadas. Estamos seguros de una cosa: el estreñimiento tiene un efecto depresor claro sobre el bazo que afecta a la digestión. Indudablemente, la razón de ello es que el estreñimiento, al igual que cualquier otra afección del colon, genera un estado tóxico que afecta a todo el cuerpo. Para ayudar a mantener el bazo en buen estado un buen principio es mantener un programa regular de irrigaciones anuales del colon.

La diferencia entre un simple *enema* y una *irrigación del colon* es el tipo de material usado y cómo funciona.

El material para un enema consiste en: una botella o bolsa de agua, un adaptador, un tubo largo, una abrazadera y una bomba para enemas. Para administrar un enema se llena la botella con agua tibia, se une el adaptador a la botella y se introduce en él el tubo de goma con la abrazadera colocada. Se une la boquilla para enemas en el otro extremo del tubo. Se aplica gel lubricante a la boquilla para enemas y se cuelga la bolsa menos de 90 cm por encima de la altura de las caderas. (Asegúrese de retirar la abrazadera para eliminar el aire presente en el tubo antes de introducir la boquilla para enemas.) Cuando el paciente esté en posición, inserte la boquilla para el enema lubricada en el recto y abra la abrazadera para permitir que el agua circule. Si hace esto varias veces o hasta que el agua eliminada por el colon salga limpia, lleva aproximadamente una hora limpiar los primeros 50 cm del colon.

No obstante, una irrigación suele ser llevada a cabo por un terapeuta conocedor de este procedimiento y que ha recibido una formación específica para llevarla a cabo. Se usa un instrumento de acero inoxidable que se une a dos mangueras de látex quirúrgico (una es pequeña y está unida a un recipiente grande lleno de agua filtrada para que los resultados sean mejores y la otra va directamente a un recipiente en el que se recogen los desechos): el cliente se tumba sobre su lado izquierdo con las rodillas flexionadas y recogidas y el terapeuta introduce el instrumento por el recto. El terapeuta permite entonces que el agua empiece a circular, entrando y saliendo del colon. Al administrar pequeñas cantidades de agua cada vez, el terapeuta puede incrementar gradualmente la cantidad de agua hasta que todo el colon esté limpio. El cliente está tumbado inicialmente sobre su lado izquierdo y luego boca arriba, y se le administra un masaje suave en el abdomen para ayudar a facilitar la eliminación de las heces. El cliente se vuelve a tumbar sobre su lado izquierdo para retirar el instrumento y para que vaya al baño. La irrigación dura unos 30 minutos.

Las irrigaciones del colon se usan más en la actualidad que antes. Se precisan unos 15 enemas para lograr lo que conseguiremos con una irrigación del colon perfectamente administrada.

El apéndice

Siguiendo hacia la derecha del ciego nos encontramos con el **apéndice**, conocido técnicamente con el nombre de apéndice vermiforme. La longitud del apéndice puede oscilar entre 2 y 15 cm y, en algunos casos inusuales, hasta 20 cm. Su longitud normal es de unos 8 cm.

En toda su parte central hay un canal rodeado por un número infinito de glándulas que conducen directamente hacia el ciego. El apéndice se encuentra bajo el control general del hipotálamo que, entre todas sus demás funciones, está encargado de la protección del cuerpo humano. El apéndice es un órgano o, mejor todavía, una glándula, que ha recibido sólo una fracción del interés y la atención que debería, ya que fue concebida por nuestro Creador, que sabía exactamente por qué la ubicó ahí. Quiero que se fije en el dibujo de la sección transversal del apéndice ilustrado en este capítulo, que muestra el infinito número de glándulas que contiene.

¿Por qué supone que el Creador se tomó la molestia de colocar el apéndice en ese lugar concreto? Déjeme explicárselo. El apéndice genera y segrega un potente líquido **germicida** que es inyectado automáticamente en el ciego sólo cuando las sustancias de desecho procedentes del intestino delgado a través de la válvula ileocecal son potencialmente nocivas para el bienestar de la persona.

Un diccionario médico que poseo resta importancia al apéndice describiéndolo, simplemente, como «la pequeña proyección ciega del ciego». De hecho, el apéndice es «el vigía de la torre», por así decirlo o, en otras palabras, es la primera línea defensiva ubicada allí donde los residuos de la digestión del alimento abandonan el intestino delgado y entran en el colon a través de la válvula ileocecal. Cuando está sano y funciona bien, el apéndice es alertado e inyecta en el ciego su fluido germicida, que neutraliza cualquier residuo que pudiera interferir de cualquier forma en la eliminación adecuada de las sustancias de desecho a lo largo de los 1,5-1,8 m de intestino grueso o colon.

Obviamente, si el alimento ingerido es tóxico o incompatible, el residuo procedente de la válvula ileocecal será tóxico y resultará necesario neutralizarlo. De forma similar, si el colon no recibe las atenciones necesarias para hacer que las sustancias de desecho vayan eliminándose regularmente (atención que la persona debe prestar limpiándolo cuando sea necesario), es probable que el residuo permanezca en el ciego hasta que fermente y se pudra.

Esta retención excesiva de sustancias de desecho acaba dando como resultado que el apéndice tenga que hacer horas ex tra.

EL APÉNDICE

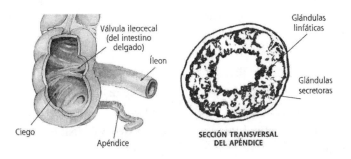

Válvula ileocecal (del intestino delgado)

Íleon

Ciego

Apéndice

Glándulas linfáticas

Glándulas secretoras

SECCIÓN TRANSVERSAL DEL APÉNDICE

Cuando se llega al límite de tolerancia de estas horas extra, el pobre y fatigado apéndice enferma y se produce una inflamación. Este estado recibe el nombre de **apendicitis**. Una vez se alcanza el límite de la inflamación, revienta. Las irrigaciones del colon son la mejor forma de mantener un colon limpio y el apéndice sano y con un buen estado de funcionamiento.

Hace muchos años trabajaba para mí una mujer joven que me telefoneó para decirme que llegaría unas dos horas tarde al trabajo. Cuando llegó me explicó la causa de su retraso. Hacia las 2 de la madrugada, su hermano, de 14 años, despertó con un chillido que hizo que todos los miembros de la familia saltaran de la cama y acudieran para ver qué pasaba. El chico tenía unos dolores terribles en el costado derecho, lo que hizo ver a su madre que sufría una apendicitis. Corrió hacia el teléfono y contactó con el médico, que llego de inmediato. Confirmó los temores de la madre y ordenó que se llevará al chico al hospital al instante.

Tan pronto como el médico se marchó, la hermana del chico (mi secretaria) sacó su bolsa de enemas y le administró un enema al muchacho cada media hora durante cuatro horas. Cuando la ambulancia llegó, el residente examinó al chico y dijo que no hacía falta llevarle al hospital, ya que parecía estar recuperándose muy bien. El muchacho descansó todo ese día y volvió a la escuela al siguiente.

Desgraciadamente, el líquido germicida del apéndice no mata los gusanos parásitos ni sus huevos; por tanto, en condiciones favorables para el desarrollo de una colonia de gusanos, éstos pueden anidar y propagarse en el fondo del ciego, provocando que éste adquiera forma de «V», visible en una radiografía.

Cualquier alteración del apéndice o de sus funciones es resultado directo de un residuo tóxico procedente del intestino delgado debido al consumo de alimentos y bebidas incorrectos, cosa que se ha convertido en un hábito siempre que el apetito nos lleva a la nevera, a la mesa o al restaurante. No podemos eludir esta lamentable situación siempre que comamos para satisfacer a nuestra mente y al paladar en lugar de pensar: «¿qué **necesita** mi cuerpo?».

Me ha resultado muy gratificante que mis libros *Become Younger, Fresh Vegetable and Fruit Juices* y *Guide to Diet and Salads* hayan tenido una demanda constante desde que los publiqué y que su demanda actual sea mayor que nunca. Los miles de cartas que he recibido (y sigo recibiendo desde todo el mundo) confirman el hecho de que el **programa Walker** descrito en estos libros ha sido útil para todos lo que lo han seguido.

Mi intención no es hacer publicidad de mis libros. Lo menciono porque mucha gente me pregunta: «¿Qué puedo hacer para evitar estas dolencias?», y después de haberles dicho que adquieran y **estudien** mis libros, poniendo en práctica los principios naturales descritos en ellos, acaban escribiéndome para comentarme los magníficos resultados obtenidos.

Todo se reduce a esto: consuma tantos alimentos crudos como pueda, tome zumos frescos de hortalizas y frutas crudas, beba por lo menos un litro de **agua destilada** a diario y **nunca** deje de dedicar atenciones a su colon. Nunca dude a la hora de someterse a algunas irrigaciones del colon (dos veces al año en caso necesario mientras viva). Su apéndice se lo agradecerá, y lo mismo hará cada parte de su anatomía, y quizás evite ese horrible período de la senilidad precoz, además de disfrutar de una ancianidad agradable, tranquila y llena de salud.

No eche la vista atrás. Mantenga la vista en el presente y el futuro. El pasado es historia y su futuro está por delante. Procure hacer que valga la pena.

Unas últimas palabras: No pierda su apéndice. Sería como matar la gallina de los huevos de oro. Si ya se lo han extirpado, cuide su dieta y su colon de forma todavía más meticulosa.

Las glándulas adrenales

Las **glándulas adrenales** a veces se llaman suprarrenales (su nombre deriva del término latino *ren*, que significa «riñón»). En el libro de Isaías, capítulo 11, versículo 5, leemos: «La fidelidad [será] la faja de Su cintura (riñones)», y otras expresiones similares.

Las glándulas adrenales son como un sombrero encima de cada riñón, y cada glándula está constituida por dos secciones diferentes: la parte central, llamada **médula**, y la parte externa o **córtex**. La médula tiene su origen en los nervios procedentes del sistema nervioso simpático, conectándola así con el resto del cuerpo. La médula también secreta la hormona epinefrina. Con la posible excepción de la glándula tiroides, las adrenales tienen un suministro de sangre más rico que el de cualquier órgano de un tamaño similar en el cuerpo.

El córtex, con sus hormonas, es esencial para la vida. Si existiera una deficiencia de estas hormonas se produciría una alteración del equilibrio hídrico y electrolítico en el organismo. Estas hormonas están implicadas en un grado importante en el metabolismo de las proteínas, las grasas y los carbohidratos. La excitación emocional, el ejercicio muscular intenso, el frío, el dolor y el shock son condiciones de estrés. Lo que estas hormonas hacen es permitir que la persona se enfrente a esos tipos de estrés cuando surja la ocasión. La incapacidad de las glándulas adrenales para producir estas hormonas también reducirá la capacidad del cuerpo para combatir las infecciones.

La cortisona es un fármaco fabricado con la intención de duplicar el efecto de esta hormona, y en algunos casos ha demostrado ser eficaz; no obstante, los efectos secundarios han sido, en demasiados casos, muy perjudiciales para el paciente. Personalmente, por mis propias observaciones de algunos de estos efectos secundarios, no sometería, bajo ninguna circunstancia, a mi cuerpo a su utilización.

El córtex se encuentra bajo el control de la hipófisis y, además, los dos tienen una función de cooperación recíproca. Obviamente, lo que afecte a una glándula también tendrá un efecto similar en la otra. Debido a su proximidad, una alteración importante de los riñones afectará automáticamente a las glándulas adrenales, pero el efecto de la fermentación y la putrefacción en el colon tiene un efecto negativo más constante sobre ambas glándulas adrenales y la hipófisis. Un mal estado del colon en cualquier sentido puede afectar al resto del cuerpo y en especial a las glándulas importantes.

Como se ha dicho anteriormente, la médula de estas glándulas produce la hormona epinefrina. Esta hormona también se fabrica para su administración intravenosa, provocando la aceleración del ritmo cardíaco y la constricción de los vasos sanguíneos, incrementando así la presión sanguínea. Otro de sus efectos tiene lugar en el hígado, haciendo que libere azúcar lo que, a su vez, incrementa los niveles de azúcar en sangre. La hormona adrenalina también es secretada por las glándulas adrenales, y difiere tan poco de la epinefrina que su fórmula merece un interesante estudio. La composición de la epinefrina es $C_{10}H_{13}NO_3$ más $\frac{1}{2}H_2O$, mientras que la fórmula de la adrenalina es $C_9H_{13}NO_3$. Nótese que la primera tiene sólo un átomo más de carbono (C) que la adrenalina. Ambas poseen unos efectos más o menos similares sobre el organismo. Cuando estas hormonas se inyectan en la médula espinal, la presión sanguínea aumenta más del cien por cien cuando se retira la aguja hipodérmica.

En pruebas de laboratorio, la acción de los extractos de glándula adrenal (adrenalina) sobre el músculo siempre refleja el efecto estimulante de los nervios del sistema nervioso simpático que inervan a los músculos. Obviamente, la secreción de la hormona adrenalina en las glándulas adrenales tiene un efecto directo sobre el sistema nervioso. El estrés excesivo en nuestro trabajo o en otros ámbitos de nuestra vida daría lugar a la producción excesiva de adrenalina en el cuerpo, incrementando la tensión nerviosa.

Las inyecciones de adrenalina en los pacientes aquejados por el síndrome de Addison no han conseguido unos resultados permanentes, porque las inyecciones pierden pronto su efecto. Esto es comprensible cuando tenemos en cuenta la multiplicidad de efectos resultantes de esta dolencia: anemia progresiva, presión sanguínea baja, alteraciones gastrointestinales y una debilidad extrema. Aunque se trata de una enfermedad crónica y frecuentemente fatal, hemos conocido a personas afectadas que, al ver que todo lo demás era en vano, decidieron probar con un programa drástico de limpieza con irrigaciones del colon durante muchas semanas, junto con una abundante ingesta de zumos frescos de hortalizas y frutas crudas, hortalizas frescas crudas, frutas, nueces y semillas germinadas, y vieron que era muy beneficiosa.

No hay duda de que, al final, la intención de la naturaleza es que las propias secreciones adrenales del cuerpo mantengan la sangre pura y activa. Esto depende, por supuesto, de que la persona intervenga manteniendo el cuerpo limpio y correctamente nutrido. El tono de los músculos depende de las secreciones adrenales: sin ellas, viene la debilidad. Estas secreciones también son esenciales porque, como resultado del metabolismo, tienen un efecto antitóxico en las toxinas corporales.

Las glándulas adrenales tienen un efecto muy definido y potente sobre los órganos reproductores. Permitir que la mente se obsesione con el sexo tiene un efecto pernicioso directo sobre las glándulas adrenales, lo que daría como resultado lo que podríamos llamar una aberración mental pornográfica.

Es buena idea mantener tanto la mente como el colon limpios.

VIII

LOS ÓRGANOS REPRODUCTORES Y SU EFECTO SOBRE EL COLON

Los genitales son los órganos reproductores. Generalmente, los cuidados físicos, mentales y espirituales y el uso de estos increíblemente maravillosos órganos de la reproducción quedan completamente inhibidos por los sentidos.

Es una función perfectamente normal y natural de cada especie reproducirse para no extinguirse. No obstante, el uso excesivo y el abuso de estos órganos es directamente responsable de muchas dolencias en la especie humana.

El apetito, en todas sus formas y sentidos, es uno de los enemigos más insidiosos del hombre. El hambre es la forma que tiene el cuerpo de pedir alimento, pero un apetito excesivo se convierte en un vicio que suele dar lugar a dolencias drásticas e imprevistas cuando lo usamos y nos lo permitimos en exceso.

Mientras hablamos del apetito, es importante tener en cuenta el efecto del alimento sobre el organismo. El uso excesivo de condimentos picantes da como resultado una estimulación excesiva del aparato digestivo que, a su vez, afecta a los riñones y los genitales. La estimulación de los genitales mediante el uso de guindillas y similares es algo frecuente, al igual que el consumo excesivo de carne.

Hace muchos años, un famoso profesor en temas de salud que se jactaba de su físico y de su vigor masculino y de que había comido mucha carne durante toda su vida, decidió que el **programa Walker** quizás tuviera algunas cualidades. Probó el programa durante unos dos años, tras los cuales volvió a sus antiguos hábitos alimentarios aduciendo que aunque el programa **sí** mejoró su salud de forma eficaz, tenía la tendencia a disminuir sus inclinaciones sexuales.

Cualquier cosa que introduzcamos en nuestro organismo que estimule el deseo sexual puede tener, automáticamente, un efecto negativo y degenerativo sobre las células y los tejidos del cerebro.

Los órganos masculinos: los testículos

Los testículos son los órganos genitales o reproductores masculinos correspondientes al ovario en la mujer. Producen espermatozoides. Éstos tienen la función de fertilizar el óvulo. Son relativamente pequeños en comparación con el óvulo. Como es un organismo vivo, el espermatozoide tiene una capacidad, mayor o menor, de moverse activa y espontáneamente, gracias a lo cual se acerca al o penetra en el óvulo. Los espermatozoides son eliminados junto con un líquido gelatinoso llamado semen.

Cuando se tiene en cuenta que el período de generación de un solo orgasmo o eyaculación de semen requiere una media de 35 días, puede apreciarse rápidamente por qué la eyaculación excesiva de semen provoca debilidad y cuando un adulto la practica deliberadamente puede provocar una pérdida de la capacidad sexual. Muy frecuentemente, la debilidad es el resultado de un abuso de tal práctica a lo largo de toda la vida.

Si estudia la sección transversal de la región pélvica y observa la proximidad de la próstata con el recto se dará cuenta de la necesidad de las irrigaciones de colon para evitar la excesiva acumulación de heces y de otras sustancias de desecho en la región del ano y del recto. Una vez que esta zona queda obstruida y su contenido aumenta, la presión sobre la próstata puede y suele provocar problemas prostáticos o testiculares.

Me viene a la mente el caso de un trabajador italiano cuyos testículos crecieron hasta tener el tamaño de una pelota de rugby, y su próstata también se inflamó. Esta dolencia se debía, sin duda, a las deliciosas pizzas que su mujer le preparaba, junto con el consumo de abundante vino. Temía ir al médico, ya que uno de sus familiares, afectado por un caso similar, fue sometido a una intervención quirúrgica para que le extirparan los testículos y se volvió impotente. Debido a mi conocimiento de la lengua italiana, pude convencerle de que se sometiera a una docena de irrigaciones del colon. Al cabo de dos o tres meses volvió a aparecer, voluntariamente, para someterse a otra docena de irrigaciones. En unos 18 meses, sus testículos eran prácticamente normales y su problema prostático había desaparecido.

La próstata

La palabra **próstata** en el lenguaje anatómico procede del griego *prostates*, que significa «el que se encuentra antes». La *próstata*, ubicada entre el recto y el cuello de la vejiga en el hombre es parcialmente muscular y parcialmente glandular.

LOS TESTÍCULOS SECCIÓN TRANSVERSAL DE LA REGIÓN PÉLVICA INFERIOR

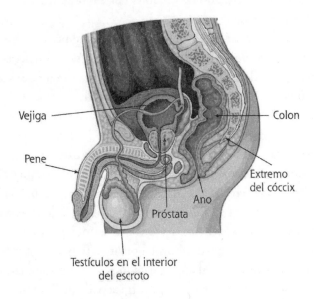

Vejiga

Pene

Colon

Extremo del cóccix

Ano

Próstata

Testículos en el interior del escroto

Vierte una secreción viscosa y opalescente en los conductos que desembocan en el suelo de la uretra. La uretra es el canal que transporta la orina desde la vejiga y también cumple la función de conducto genital.

La ubicación estratégica de la próstata entre la vejiga y el recto requiere que el hombre preste mucha atención a todo lo que introduce en su organismo. La ubicación perfecta para la inflamación y el cáncer es obvia. Las sustancias de desecho que fermentan y se pudren en el colon, por un lado, y los abundantes elementos insidiosos que pueden hallar su camino hasta los riñones y la vejiga, por otro lado, hacen que la próstata sea una víctima fácil.

La inflamación puede afectar tanto a la uretra que orinar puede resultar doloroso. Cuando el problema se agrava, puede que no sea posible vaciar la vejiga. Este problema se conoce con el nombre de **prostatitis**.

La próstata también es víctima fácil del cáncer si no se practica la limpieza interna de forma meticulosa. Los resentimientos profundos, el estrés, las preocupaciones, la ira, el miedo y la multiplicidad de actitudes similares son factores claros que predisponen a la próstata a las afecciones y las enfermedades.

Teníamos un amigo joven con 35 años que tenía tres hijos y que estaba muy temeroso, de no poder cuidar correctamente de su familia desde el punto de vista financiero. Trabajaba duro, demasiado duro, y durante mucho tiempo seguido. Siempre estaba preocupándose, aunque intentaba que los demás, especialmente su esposa, no notaran sus miedos y preocupaciones. Intentaba ser meticuloso con respecto a la ingesta de alimentos correctos y generalmente se esforzaba por cuidarse, de acuerdo con las circunstancias. Todo ello fue en vano. Desarrolló una inflamación prostática que se convirtió en un cáncer. Su mujer insistió en que fuera al hospital, algo que hizo en contra de su deseo y buen juicio. Abandonó el hospital para partir a su última morada mientras su viuda tuvo que cuidar de lo que quedó de su cuerpo. Los médicos dijeron que había fallecido debido a un cáncer. Yo digo que murió debido a su mentalidad negativa. Ni las irrigaciones del colon pueden superar un estado mental negativo. Qué cierto es el dicho «El hombre es lo que piensa».

Las irrigaciones del colon son la primera línea de defensa en especial para la próstata, ya que evitan la acumulación de sustancias de desecho y de heces, que pueden obstruir el recto. Esto es algo demasiado serio e importante como para tomárnoslo a la ligera. No es posible imaginar el amplio número de dolencias, males y enfermedades que pueden aparecer como consecuencia de descuidar el colon y no defecar regularmente. Esta insistencia no supone un fanatismo, sino que se trata de puro sentido común. Cuando este asunto se descuida y se alcanza el punto de no retorno, es demasiado tarde para desear haberse ocupado de él hacía años. No practicar la prevención puede resultar fatal.

Los órganos femeninos: el útero

El **útero** es el órgano reproductor femenino. No obstante, es más que eso, ya que está íntimamente relacionado con los problemas de toda la vida de la mujer hasta el punto de que puede alterar, y suele hacerlo, todo el entorno doméstico.

Quizás, la causa menos conocida de uno de los mayores inconvenientes de la mujer, la **fatiga** (la preocupación constante, la incapacidad de dormir lo suficiente), es la pérdida de sus **amígdalas**. Este hecho no suele reconocerse, aunque queda demostrado a diario. Sin embargo, los niños (y frecuentemente los adultos) siguen viéndose sometidos a la pérdida innecesaria de estos dos pequeños órganos vitales, lo que tiene un amplio y devastador efecto sobre toda la vida de la persona. Recuerde, además, que los hombres no son en absoluto menos resistentes a este mal que las mujeres.

Como ya se ha explicado en el capítulo dedicado a las **amígdalas**, rara vez es necesario extirparlas. Su inflamación o enfermedad supone una advertencia de que hay demasiada toxicidad en el cuerpo como para que el organismo la supere sin consecuencias adversas. En lugar de extirpar las amígdalas, una serie de irrigaciones del colon ayudarían a eliminar la materia corrupta del cuerpo, que se manifestaba en forma de unas amígdalas afectadas.

Una mujer a la que le hayan extirpado las amígdalas y que tenga seis hijos a los que también se las hayan extirpado, habrá

EL ÚTERO, SITUADO ENTRE
EL RECTO Y LA VEJIGA

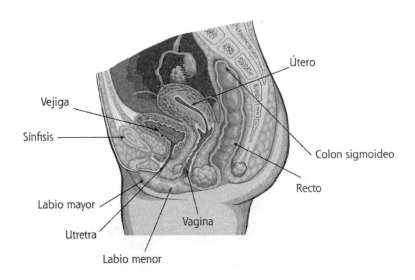

multiplicado sus problemas por seis: los suyos y los de cada uno de sus hijos. Asegúrese de estudiar el capítulo de este libro titulado «El tejido conjuntivo y la vitamina C».

El útero es un órgano muscular hueco. Está formado por una única pared gruesa y tiene una forma parecida a una pera. La vejiga está delante de él y el recto y la flexura o curva sigmoidea del colon descendente están detrás de él.

Ahora examine los dos dibujos del colon: la ilustración del **colon normal** y la que muestra un colon lleno de sustancias corrompidas y de materiales de desecho. Imagínese el recto y la flexura sigmoidea hinchados con materia fecal sólida, detrás del útero, y la vejiga llena hasta límite de su capacidad porque no se ha tomado el tiempo para vaciarla. El útero queda aplastado entre estos dos órganos hinchados.

¿Es acaso sorprendente que haya tantos casos de prolapsos del útero? Sería verdaderamente sorprendente que no pasara algo mucho más grave (¿un cáncer, quizás?).

La cavidad del interior del útero tiene una forma triangular y es aplanada en la parte anterior y la posterior. La ilustración de este capítulo muestra la sección transversal del área pélvica de la mujer. Nos muestra al largo útero en el centro, con el colon sigmoideo en la parte superior derecha, y debajo de él el intestino delgado. Bajo él y a la derecha verá el interior del recto. Justo por encima de la parte inferior del recto está la vagina, a su lado el canal uretral e inmediatamente encima la vejiga.

Observando esta ilustración, imagínese el colon sigmoideo y el recto distendidos con los residuos acumulados a lo largo de toda una vida de evacuaciones incompletas. Imagínese, además, con la vejiga llena hasta el límite de su capacidad y no pudiendo ir al baño a evacuar de inmediato. ¿Qué sucederá con la matriz o útero? Si está embarazada, menudo castigo para el feto en desarrollo, totalmente incapaz de hacer **nada**, sino esperar pacientemente hasta el momento de su nacimiento. ¡Qué enorme responsabilidad es estar embarazada! Por su bien y por el de su hijo nonato, ¿acaso no debería mantener su colon lo más limpio posible? ¿Cuál es la mejor forma de hacerlo?: ciertamente, **no** tomando laxantes. Las **irrigaciones del colon** son la única respuesta lógica e inteligente.

Una mujer, en cualquier fase y etapa de su vida, debería practicar la prevención. Debe mantener sus órganos funcionando lo más cerca de la perfección que sea posible para eludir las inevitables consecuencias de su descuido. La mayor tragedia para una mujer es parecer vieja y demacrada a los 30, 40 o los 50 años. No es necesario llegar a este estado si aprende a erradicar de su mente y su conciencia todo vestigio de resentimiento y tomarse las cosas tal y como vengan, recordando que la maldad puede resultar peor. Debe evitar ser celosa, airada y vengativa, y desechar **todos** los sentimientos y las sensaciones negativas. Sea feliz, alegre y llena de entusiamo: ¡es de ayuda!

Debería añadir algunas palabras sobre el fumar, que es una de las prácticas más degenerativas y degradantes a las que se han vuelto adictas tantas mujeres en los últimos años. Si cree que fumar es sofisticado, es peor que una insensata. Si cree que fumar «aplaca sus nervios», está en la frontera de la idiotez. Unos de los hábitos más nocivos es fumar. Se convierte en una adicta a la nicotina. ¿Por qué digo esto? Porque la mujer necesita sangre pura, y una de las fuentes vitales de la sangre es el aire inspirado por los pulmones. La sangre extrae el oxígeno del aire para mantener y limpiar las células y los tejidos del cuerpo y extrae el nitrógeno para la regeneración de los aminoácidos que componen las proteínas del organismo. El humo del tabaco obstruye los pequeños grupos de alvéolos, parecidos a uvas, que hay en los pulmones, imposibilitándoles el pleno aprovechamiento del aire puro. Al igual que es imposible fumar sin inhalar el humo, es imposible respirar aire puro en una habitación llena de humo. Incluso aunque una persona no fume, respirar aire contaminado por el humo tiene un efecto similar sobre su organismo. Si una mujer pudiera echar un vistazo a algunos de los departamentos «ocultos» de los hospitales especializados en el tratamiento del cáncer, podría ver a hombres y mujeres sin nariz, ni boca y con nada en la parte inferior de sus caras, ya que el cáncer provocado por el humo del tabaco los ha destruido. Si envidia a estas personas y no le gusta su aspecto, siga adelante y fume todo lo que quiera.

Que las mujeres fumen también tiene un efecto directo sobre los órganos reproductores, lo que suele provocar una menopausia precoz, junto con sus dolores y molestias asociados. Cualquier cosa que interfiera en los procesos de la naturaleza da como resultado la alteración de las comodidades de la vida.

La incapacidad de vaciar la vejiga lo antes posible mientras el colon sigmoideo y el recto están llenos de fermentación y putrefacción puede dar como resultado muchos de los problemas menstruales que afectan frecuentemente a las mujeres. Las irrigaciones del colon pueden ahorrarle muchos problemas.

Las glándulas mamarias

El pecho de la mujer (sus **glándulas mamarias**) está inextricablemente conectado y relacionado con su aparato reproductor. Las glándulas mamarias están relacionadas y participan en las funciones y las actividades de otras glándulas, como la hipófisis, la paratiroides, las adrenales y, por último, aunque no por ello menos importante, los ovarios. También es tremenda la influencia de las glándulas mamarias sobre las amígdalas. La fase fisiológica, emocional y espiritual de la vida diaria de una mujer está regulada y equilibrada de la forma más eficaz cuando se cuenta con el bienestar de todo el organismo.

Obviamente, cuando en este sáculo concreto del colon relacionado con las glándulas mamarias se permite que se acumule una cantidad excesiva de sustancias de desecho en fermentación y putrefacción, las glándulas mamarias transmitirán este problema a otras glándulas. Aparecerá una alteración inexplicable que hará que la mujer sea inestable y caprichosa.

LÓBULOS DEL PECHO

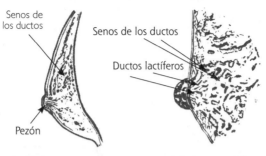

Senos de los ductos

Senos de los ductos

Ductos lactíferos

Pezón

**Sección transversal
del pecho de la mujer**

**Superficie interna del pecho
de una madre lactante**

De hecho, cuando el estado de salud de una mujer es casi perfecto para esta época y generación actuales, tiene sus facultades de la intuición bastante despiertas. Por otro lado, si el colon se ha descuidado durante toda la vida, los mejores instintos se ven adormecidos y la mente tiende a la autocompasión. Éste es el caso especialmente cuando se han extirpado las amígdalas.

La hipófisis, como hemos visto en el capítulo anterior, tiene un poder sobre los nervios. Frecuentemente hemos apreciado, a partir de radiografías del colon que, mientras que el sáculo del ciego relacionado con la hipófisis parece estar bien, el conectado con las glándulas mamarias indica una alteración. Esto se refleja en forma de un problema nervioso en las mujeres que puede desaparecer tras la administración de una serie de irrigaciones del colon.

En la relación entre las glándulas mamarias y las adrenales y la paratiroides podría haber una alteración del metabolismo graso, además del posible inicio de tumores. Podría surgir una alteración peor procedente del sistema linfático que podría expresarse en forma de bultos (tumores) en el pecho. Estas alteraciones han respondido satisfactoriamente a la limpieza del colon mediante una serie de irrigaciones del mismo.

COLON ANORMAL DE UNA MUJER DE 36 AÑOS

De la radiografía del colon de la Sra. R. G. (Los Ángeles)

NOTA: La paciente era consumidora habitual de carne y almidones. Este colon es más o menos característico de aquellos consumidores de distintos alimentos cocinados que ingieren las cantidades medias de carne y almidones.

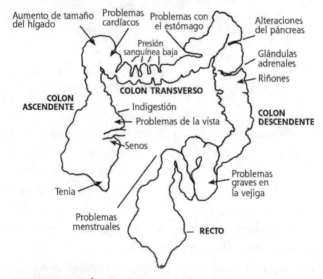

DETALLES DEL ANÁLISIS DE ORINA
Urea de los riñones: 3,1 g por cada 1.000 cc (0,3%) (Normal: 30 a 35 g)
Cristales de ácido oxálico: demasiados para contarlos (indica la ingesta de espinacas o ruibarbo cocidos. La espinaca cruda no deja estos residuos o cristales).
Sólidos totales: 80,6 g por cada 1.000 cc (normal: 40-50 g). Indica la ineficacia de los riñones debido al consumo de cerveza, vino y otras bebidas alcohólicas.
Examen de las heces: indicó la presencia de muchos gránulos del almidón
 Gram positivos: 20% (normal: 35%)   **Gram negativos:** 80% (normal: 65%)
 Bacillus acidophilus: ninguno presente ***B. coli:*** muchos

Las glándulas mamarias tienen mucho que ver con la regulación de la menstruación. Las anomalías en esta zona están relacionadas con mucha frecuencia con la impacción del colon. El dibujo que mostramos, copiado de una radiografía del colon de una mujer de 36 años, indica lo gravemente que pueden verse afectados el equilibrio y la regularidad de la anatomía femenina y sus funciones. En este caso concreto, nótese la «V» invertida en la parte inferior del colon ascendente, lo que indica la presencia de gusanos. En el otro extremo del colon, adviértase el grado de impacción del recto con sustancias de desecho. Esto indica un grave descuido por su parte a la hora de responder a la llamada de su intestino. También indica el daño que el peso de esta masa causaría sobre el útero y la vejiga, lo que daría como resultado la alteración del proceso menstrual.

Ya es malo que un hombre descuide el hecho de mantener su colon limpio, ya que da lugar a un recto hinchado que generará numerosos problemas prostáticos, pero una mujer tiene muchos más problemas y más variados que podría y **debe** evitar si espera superar las numerosas dolencias que afectan a las mujeres.

No piense ni por un momento que las irrigaciones del colon pueden, por sí solas, en cualquier momento y de cualquier forma, ser la panacea. Nada más lejos de la realidad. Si no ha pensado mucho en lo que introduce en su cuerpo, sería mejor que espabilara y se lo pensara bien. Le sugiero que lea mi libro *Guide to Diet and Salad*. Esta obra contiene muestras de mis propias comidas, y miles de personas de todas las edades me han escrito para decirme que han cambiado su vida para mejor.

También hay otra fase extremadamente importante que debe tenerse en cuenta: la parte mental y espiritual de nuestra vida diaria. Observe su mente con detenimiento, estudie sus nociones y aprenda a controlar sus pensamientos. Haga lo que haga no se exceda con ninguna filosofía.

Toda una vida de investigaciones me ha hecho ver que nuestro Creador nos hizo a cada uno de nosotros con un objetivo, y es cosa nuestra descubrirlo.

IX

EL CENTRO DEL FILTRADO
Y DE LA ELIMINACIÓN

Los riñones

Tenemos dos **riñones**: uno a la derecha, cuya parte media está ubicada a la altura de la décimosegunda o última costilla, y otro a la izquierda, cuyo centro está a la altura de, más o menos, la válvula pilórica del estómago. Ambos están ubicados en la parte posterior de la región diafragmática del cuerpo. Sólo tienen una longitud de unos 11 cm, una anchura de unos 5 cm y un grosor de unos 3 cm. Puede ver su aspecto volviendo al capítulo de las glándulas adrenales en el que se ilustra el riñón izquierdo.

La estructura de los riñones es muy compleja, y éste no es el lugar para entrar en detalle. Son los órganos de eliminación de las sustancias de desecho líquidas, y el trabajo que desempeñan es de lo más sorprendente.

Cada célula del cuerpo, sin excepción, usa alimento para permanecer viva y trabajar para nosotros. Cada célula tiene su propio proceso de asimilación, y durante este proceso se generan productos de desecho que se tienen que eliminar. Éstos son el producto final de los procesos del metabolismo. El me-

tabolismo es el proceso implicado en el desarrollo de los tejidos y las células, además de en su destrucción. El metabolismo
implica cambios químicos en los tejidos y en sus células vivas
mediante los cuales se produce energía para sus funciones vitales. Se asimilan nuevas sustancias para reparar las células desgas-
tadas. Así pues, hay dos pasos implicados en el metabolismo.
El paso constructivo consiste en la acumulación de sustancias
nutritivas para transformarlas en protoplasma vivo, que es más
complejo. El paso destructivo, con liberación de energía, provoca la descomposición y la oxidación de los constituyentes del
protoplasma en sustancias más sencillas. Aunque estos procesos
de construcción y destrucción se producen al mismo tiempo,
uno puede predominar e imponerse al otro, provocando un
desequilibrio. Es obvio, al tener en cuenta estos procesos del
metabolismo, que privar a los tejidos de alimentos orgánicos
vivos da lugar al predominio de la fase destructiva. Cuando esto
avanza hasta superar el límite de tolerancia, se han plantado las
semillas de la toxemia.

A medida que las células y los tejidos del organismo usan
alimento y oxígeno, producen, de forma natural, sustancias
metabólicas de desecho, como el dióxido de carbono. Éste,
junto con pequeñas cantidades de agua, se elimina a través de
los pulmones. El agua, el dióxido de carbono y la secreción
de algunas glándulas vierten en el cuerpo a través del sistema
de eliminación. De la eliminación de los líquidos segregados
a partir de sustancias metabólicas se ocupan los órganos del
aparato urinario.

Los riñones llevan a cabo la compleja tarea de extraer las
sustancias de desecho tóxicas procedentes del metabolismo de
las proteínas presentes en la sangre en forma de ácido úrico
y de urea. Además, extraen de la sangre y del sistema linfático minerales y elementos ya usados y desechados, además de
agua residual.

Aparte de ser activos en estas funciones, los riñones también regulan las actividades que se dan en su entorno, como la calidad y el volumen de agua en los tejidos, el proceso de ósmosis y la regulación del equilibrio ácido.

Los riñones producen una secreción llamada renina que es tomada por la sangre para transportarla y que el organismo la use cuando exista la necesidad de constreñir los vasos sanguíneos.

Algunas secreciones de los riñones están implicadas en procesos metabólicos. La incapacidad de los riñones para secretar, ya sea total o parcialmente, da lugar a depósitos de ácido úrico. El problema resultante (la uremia) es provocado por la retención de sustancias de desecho en la sangre que los riñones deberían haber eliminado. Esto se caracteriza por dolores de cabeza, vértigo, vómitos, ceguera parcial o total, convulsiones, coma, parálisis y olor a orina del aliento.

Los cálculos renales son resultado de la coagulación de minerales y de otros elementos que se forman, en parte, debido a la composición de los alimentos incompatibles o de aquellos cocinados en aceite o grasas. El metabolismo del aparato digestivo no fue capaz de procesarlos y, como consecuencia de ello, fueron excretados en la sangre y pasados a los riñones. Cuando la sangre transporta estas sustancias de desecho a los riñones, no pueden filtrarlas para su eliminación en la orina, y el resultado son los cálculos. Hemos visto cálculos renales, además de aquellos de la vesícula biliar, disueltos en cuestión de dos a cuatro días al sumergirlos en tubos de ensayo que contenían una infusión de azotalenguas (*Galium aparine*), una hierba que se puede obtener fácilmente en herboristerías. Los herboristas suelen recomendar la infusión de azotalenguas cuando hay síntomas de problemas renales o en la vesícula biliar.

LAS GLÁNDULAS ADRENALES

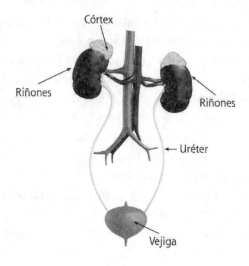

Los riñones son unos órganos extremadamente valiosos que necesitan vigilancia porque responden ante los problemas del colon. El alcohol, incluso las cantidades más mínimas contenidas en el vino y la cerveza, pueden causar desastres en los riñones. Un amigo muy querido que solía viajar mucho por Europa y que se acostumbró a tomar vino con las comidas, falleció por intoxicación urémica con sólo 56 años. Los británicos y los alemanes, además de los estadounidenses (todos ellos grandes consumidores de cerveza), son los que tienen más dolencias renales y más graves que cualquier otro pueblo del mundo, aunque los italianos, los franceses y los latinos están en segundo lugar.

Debido a la naturaleza de las excreciones que pasan por los riñones, son especialmente susceptibles a las infecciones. Vale la pena que estudie detalladamente el capítulo de este libro titulado «El tejido conjuntivo y la vitamina C». Puede que la vida que salve sea la **suya**.

Prevenir siempre es mejor filosofía que curar. Las irrigaciones del colon son el primer paso. Limpie su colon y prosiga a partir de ahí.

La vejiga

La **vejiga** es un saco membranoso ligeramente dilatado. Está ubicada en el interior de la pelvis y delante del recto. La vejiga recibe la orina de los dos uréteres, luego la vierte en la uretra y después avanza por un orificio cerrado por una válvula muscular o esfínter.

La orina es la sustancia de desecho líquida eliminada por el cuerpo. Si el cuerpo está sano es un líquido claro y transparente de color ámbar y tiene un olor característico. Su densidad media es de 1,02. La cantidad media excretada en 24 horas es de entre 1.000 y 1.400 ml.

Químicamente, la orina es una solución acuosa de urea, creatina y ácido úrico, junto con algo de ácido hipúrico, calcio, cloruro, magnesio, fosfato, potasio, sodio e iones fosfato, además de algunos pigmentos característicos. También debería ser ácida. Normalmente contiene un 96% de agua y un 4% de sólidos. La excreción diaria en la orina es de unos 30 g de urea; 1-2 g de creatina; 0,75 g de ácido úrico y 16,5 g de sal. Una orina anormal puede contener azúcar, como en el caso de la diabetes; albúmina, si se padece la enfermedad de Bright; pigmentos biliares, si se sufre ictericia; y sangre, si existen lesiones o enfermedades de los riñones o de los conductos urinarios. En los muchos análisis de orina que hemos llevado a cabo, el hábito de consumir carne quedaba claramente patente por una cantidad anormal de ácido úrico. Es obvio que la vejiga merece un gran respeto, ya que es nuestro depósito de sustancias de desecho líquidas que, tras su análisis, pueden indicar los hábitos alimentarios, de bebida, además de otros, de la persona. Cuando se realiza un análisis de orina, deberíamos estar seguros de la honestidad y la integridad del analista.

La proximidad de la vejiga al colon descendente y el transverso, y especialmente a la flexura sigmoidea y el recto, hace que resulte especialmente sensible a cualquier anomalía en cualquier parte del colon. Esto es algo muy importante que debe tenerse en cuenta durante toda la vida. Las series de irrigaciones del colon administradas anualmente han tenido un valor incalculable para innumerables cantidades de nuestros estudiantes en el pasado. Una encantadora pareja (él es ahora octogenario) me ha llamado esta misma semana. Eran estudiantes de clases que impartí hace más de 35 años. Sus hijos se han criado con el **programa Walker**, y están orgullosos de su hijo que, hasta la fecha, es el único en el estado de California al que le han otorgado un certificado de mérito especial por no haber faltado **nunca** ni un día a clase: desde el primer día que le inscribieron siendo un niño hasta el bachillerato y la universidad. ¿No le hace esto valorar la falta de previsión que hay en tantas familias, que no logran enseñar a sus hijos el valor de una alimentación adecuada y de mantener limpio el interior de su cuerpo? No existe sustitutivo para la buena salud. La enfermedad y el malestar tienen, con gran frecuencia, su origen en el colon. Manténgalo limpio y vivirá más y con buena salud.

Un análisis de las sustancias de desecho de la vejiga puede indicarnos rápidamente el estado del colon y del cuerpo en su conjunto. Siempre disponemos de un par de rollos de cinta de papel de nitracina (para medir el pH), que se puede adquirir en cualquier farmacia. Usar una tira de alrededor de 2 cm de este papel y empaparla en la orina le indicará una acidez (pH) entre 5 y 6, que normalmente es buena, pero cuando su color indique un pH de 6,5 o superior, indica alcalinidad. No obstante, no se deje guiar por una única valoración, ya que la lectura de acidez-alcalinidad puede variar al cabo de una o dos horas.

Si quiere un análisis de su estado de salud acuda a un médico, a un quiropráctico, a un naturópata o a un terapeuta cualificados. Los antiguos romanos tenían un lema: *Verbum sat sapientis,* que significa «A buen entendedor pocas palabras bastan».

X

EL TEJIDO CONJUNTIVO
Y LA VITAMINA C

Las irrigaciones del colon no son, bajo ningún concepto, una panacea. No piense, ni por un momento, que lo son.

Las sustancias de desecho que se acumulan en el colon y a las que se permite permanecer ahí más tiempo del necesario están sujetas, por naturaleza, a la fermentación y la putrefacción. Es el producto final de descuidar el colon lo que provoca un terreno abonado para la propagación de las bacterias patógenas, que son las precursoras de las dolencias y las enfermedades.

Como se indica en la **Tabla de terapia del colon**, varias partes del cuerpo responden a los problemas ocasionados por la acumulación de las sustancias de desecho en esa sección del colon relacionada con esa parte concreta de la anatomía. Hay, no obstante, algunos factores estructurales que pueden contribuir a una o varias alteraciones no relacionadas en absoluto con el colon. Piense, por ejemplo, en el sistema del tejido conjuntivo del cuerpo. Los tejidos conjuntivos son el nexo o el cemento que une una célula a la otra, creando una red o estructura presente en cada partícula del cuerpo: las paredes de los vasos sanguíneos, las vainas nerviosas, las paredes de los vasos linfáticos, etcétera. El tejido conjuntivo también mantiene en su lugar a los distintos órganos y glándulas del cuerpo. Si el tejido conjuntivo de los riñones falla, tendremos un riñón flotante. Cuando el tejido conjuntivo de la matriz se descompone, se produce un prolapso del útero. Esto sucede en todo el organismo. Los tejidos conjuntivos son de tan vital importancia para el cuerpo que cuando existen un debilitamiento o una rotura, aparecen problemas. Un debilitamiento de las paredes tisulares de los vasos sanguíneos se manifiesta en forma de un aneurisma. También puede desarrollarse una úlcera, entre otros problemas.

La limpieza del colon no puede solucionar estos problemas del tejido conjuntivo porque dicho tejido depende de un aporte constante de **ácido ascórbico**. Este ácido es una de las sustancias que el organismo no produce ni elabora, y debe obtenerse del alimento. El ácido ascórbico está formado por moléculas compuestas por 6 átomos de carbono, 8 de hidrógeno y 6 de oxígeno, lo que da como resultado la fórmula $C_6H_8O_6$. El ácido ascórbico también recibe el nombre de vitamina C, y está presente en cantidades variables en muchas frutas y hortalizas. Las fuentes más ricas en vitamina C son el escaramujo, los pomelos, los limones y las naranjas que han madurado en el árbol, las acerolas o cerezas de Jamaica, la guayaba, los pimientos morrones, los pimientos, las coles de Bruselas, los brotes de mostaza, el diente de león y los brotes de nabo. No obstante, la mayoría de las hortalizas y las frutas frescas contienen cantidades variables de vitamina C.

Una deficiencia en ácido ascórbico puede tener muchos efectos adversos, como que las heridas no sanen y el debilitamiento de los huesos, haciendo que se fracturen fácilmente y que no logren soldarse en un tiempo razonable.

El ácido ascórbico es el medio mediante el que se suministra hidrógeno en los procesos digestivos para metabolizar el alimento que consumimos. Esto hace que se produzca el suministro necesario de carbono que necesita el organismo para sintetizar los aminoácidos. También mantiene la disponibilidad de ácido ascórbico en el organismo.

Hay muchas dolencias que afectan a las personas y que se deben, directa o indirectamente, a una deficiencia de ácido ascórbico, o en las que esta deficiencia es un factor esencial.

Teniendo todo esto en cuenta, es obvio que las irrigaciones del colon por sí solas no son la respuesta a los problemas de cada uno. Parece que el ácido ascórbico tiene un papel igualmente importante. Es necesario un aporte constante, diario y renovado de ácido ascórbico. Para estar seguro de obtenerlo, debemos tener presente que las hortalizas y las frutas frescas (y sus zumos) son una necesidad **imprescindible** si queremos recuperar y mantener una salud óptima y potenciar la longevidad, evitando la senilidad.

Les aseguro que hay momentos y circunstancias en los que es necesario algo de ácido ascórbico en un caso de emergencia o rápidamente. En este caso, tenemos a la ciencia de nuestro lado, ya que nos permite obtener un suministro suplementario de ácido ascórbico. En tales circunstancias sería imprudente no aprovechar esta ventaja. Es bueno recordar que los productos sintéticos nunca son igual que los naturales, y tampoco son ni tan eficientes ni tan eficaces.

El ácido ascórbico es una sustancia sin la cual el organismo no puede pasar. No existe el peligro de ingerir demasiado ácido ascórbico a diario, siempre que lo tomemos en cantidades repartidas a lo largo de la jornada. Cuando se alcanza la cantidad diaria que el cuerpo necesita y tolera, la naturaleza nos advierte de que existe un exceso con un caso leve de diarrea.

Llega entonces el momento de reducir ligeramente la dosis, con lo que la diarrea remitirá.

Cuando comprendamos que el cuerpo no produce su propio ácido ascórbico para evitar daños y problemas en el cuerpo, nos daremos cuenta de que sería muy poco sensato hacer ayunos prolongados, de más de seis o siete días. Los ayunos prolongados privan al cuerpo de alimentos que le proporcionan ácido ascórbico. Esta privación sólo puede dar como resultado la degeneración del tejido conjuntivo, lo que afecta a los nervios y los músculos. Las dolencias producto de esta privación de tales alimentos puede que no se materialicen hasta al cabo de meses, o incluso años, pero suelen tener efectos a largo plazo, como, por ejemplo, problemas de senilidad precoz, osteoporosis, Parkinson y muchos otros.

XI

EL HORRIBLE RESULTADO
DE DESCUIDAR EL COLON

Su cuerpo es su propia responsabilidad

¿Sabe que a día de **hoy** hay muchísimas personas a las que, por no haberse sometido a irrigaciones del colon, les han tenido que extirpar, innecesariamente, el colon o porciones de él? Mientras vivan nunca tendrán control alguno sobre su defecación.

¿Le gustaría encontrarse en esa situación? ¿Le gustaría que su defecación se produjese en una bolsa que colgara día y noche de su cintura? Si, por accidente o por falta de cuidados, la parte inferior de la bolsa se rompe o tiene pérdidas, el horrible resultado será un estropicio embarazoso y sucio por su pierna, sus pies o el suelo. Puede suceder y, de hecho, **ha** sucedido.

Permítame preguntarle: **¿Por qué** sigue permitiendo que los 20, 30 o más años de heces y sustancias de desecho corrompidas acumuladas en forma de capas en la pared interior de su colon permanezcan ahí, cuando pueden eliminarse gradualmente y con ventajas y beneficios para su salud general? Ningún sistema de drenaje de **ningún tipo** es inmune a los problemas si introducimos en él material que obstruya eventualmente algún punto del sistema. Si descuidamos el colon, cada año tendrá un efecto devastador sobre el sistema de alcantarillado del organismo. ¡Cuide de su colon!

La putrefacción y la fermentación acumuladas que tienen lugar en el colon provocan que los olores nauseabundos salgan del cuerpo por los poros de la piel. Quizás no lo aprecie (pocas personas lo notan en sí mismas), pero otros pueden detectar esta emanación maloliente.

Si su colon sigue formando parte de su aparato digestivo, dé gracias a su Creador por ello. ¡Alabe al Señor! Si yo fuera usted, no perdería el tiempo e iría a que me administraran una irrigación del colon.

Como ya he dicho, muchísimas personas todavía no han limpiado su colon con irrigaciones. Han desarrollado problemas de estómago y de colon y tuvieron que dirigirse urgentemente al hospital «para una operación exploratoria». Cuando despertaron de la anestesia descubrieron, para su desgracia y consternación, que les habían extirpado una porción del colon, privándoles así de cualquier control futuro sobre el funcionamiento normal de sus intestinos. Esta operación recibe el nombre de **colostomía**. A partir de ese momento, las sustancias de desecho y las heces drenarían y se recogerían en una bolsa que tendrían que llevar unida a su cintura mientras vivieran.

Esta gente no puede permitirse arriesgarse a esperar que la bolsa esté llena antes de vaciarla, ya que no tienen control sobre sus evacuaciones. Un vertido accidental resultaría demasiado embarazoso como para describirlo, y lo que es seguro es que nunca lo olvidaría (ni el afectado ni el observador). Deberán vaciar, lavar o sustituir esta bolsa cuando esté algo más que medio llena durante toda la vida. ¡Eso es algo horrible!

Qué porvenir tan amedrentador, terrible y espantoso para cualquier persona con estreñimiento que se respete a sí misma. Allá donde esté o vaya **deberá** llevar siempre consigo esa bolsa, atada a su cintura y vaciarla cuando sea necesario, día tras día y año tras año (¡permanentemente!), hasta que cuando mueran se la retiren.

¿**Es** necesaria una colostomía? **No, no** lo es, siempre que adopte la prevención a tiempo. ¿En qué consisten estas medidas preventivas? No espere hasta que su colon esté completamente obstruido. Incluso estando obstruido puede **limpiarse** con una serie de irrigaciones del colon.

Teníamos una querida amiga, una mujer mayor, que tenía problemas con sus evacuaciones. Fue al hospital para un chequeo. Mientras estaba anestesiada, el cirujano le extirpó el colon, practicándole una colostomía sin que ella lo supiera ni lo consintiera. Al volver a casa se horrorizó con lo que le habían hecho. Rezó y pidió al Señor que se la llevara, y así lo hizo después de que ella sufriera angustia mental durante muchas semanas.

Recuerde que un cirujano ha recibido formación para cortar, amputar y extirpar. No queda dentro de su campo de acción limpiar el colon u ordenar que lo hagan. No es sorprendente que casi todos los que se han sometido a una colostomía no supieran qué era lo que les esperaba hasta que despertaron de esa operación, y luego, para su disgusto, supieron en qué consistía una colostomía.

¿Tiene **una ligera** idea de lo que implica una colostomía? Lo que transcribo a continuación procede de instrucciones que aparecen en el manual de la colostomía. Y cito:

- Tendrá que hacer frente a los aparatos de ahora en adelante (durante el resto de su vida).
- La consternación por llevar esta bolsa durante el resto de su vida es algo que todo paciente sometido a una colostomía debe superar. (Si pensáramos que la CONSTERNACIÓN no es una reacción normal nos estaríamos engañando.)

- La eliminación de las heces tiene lugar durante el día y la noche (sin que usted pueda controlarla), ya que no pueden ir a ningún otro lugar sino a «la bolsa».
- No hay músculos voluntarios implicados, así que no puede controlarlo.
- Pregunta: «¿Cómo puedo arreglármelas sin ese control?». Respuesta: «Miles de personas lo hacen».
- La curación de la incisión practicada por el cirujano en el costado precisa varias semanas tras la operación.
- «Bolsas desechables» implica que puede usar una nueva cada día, pero algunas pueden durar día y medio o algo más entre cambio y cambio.
- Cualquiera con habilidad para la costura puede arreglar las prendas de hombre o mujer para ocultar la bolsa.
- Quizás quiera evitar ciertos alimentos para: evitar la obstrucción, impedir una descarga acuosa o inconveniente de heces o evitar un olor o un gas excesivos.
- Sin el colon, es posible la deshidratación y las grandes pérdidas de sodio. Contacte con su médico en caso de que la diarrea le afecte.
- Se verá afectado por la sed. Los líquidos son la forma que tiene la naturaleza de compensar la pérdida del colon, que absorbe agua.
- Dos grandes preocupaciones son los OLORES y los GASES. El olor ocasional es «normal».

Lea los puntos anteriores. Los he tomado del manual de la colostomía, publicado por los fabricantes de «la bolsa».

¿Qué gastos implica la colostomía? Los gastos que implica son muy importantes.

Las bolsas cuestan mucho dienro. Si usara una bolsa al día (muchos **deben** hacerlo), el coste sería mientras viva. No podrá irse a **cualquier lugar** a no ser que disponga de las bolsas suficientes. La posibilidad de no poder obtener bolsas supondría una pesadilla.

No se arriesgue a tener que someterse a una posible colostomía: no vale la pena. Tenga a mano sus utensilios para enemas y no dude en usarlos (*véase Become Younger*). No permita que las distancias eviten que se someta a irrigaciones del colon cuando sea necesario. Es su propio cuerpo, y es usted responsable de él.

COLON GRAVEMENTE AFECTADO

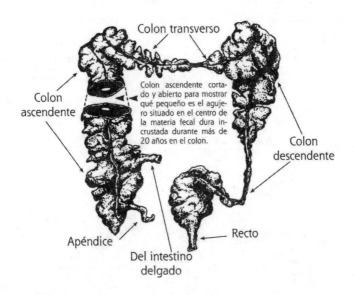

Colon transverso

Colon ascendente

Colon ascendente cortado y abierto para mostrar qué pequeño es el agujero situado en el centro de la materia fecal dura incrustada durante más de 20 años en el colon.

Colon descendente

Apéndice

Del intestino delgado

Recto

Deje que este horrible fantasma de la colostomía y de llevar una bolsa medio llena de mugrientas heces colgando día y noche de su cintura le recuerde que cualquier consejo o recomendación para evitar una irrigación del colon es completamente falso, erróneo y carece totalmente de base con respecto a los hechos o el sentido común. Mantendré, hasta el día en que muera, que cualquier persona que se oponga, censure o critique la limpieza del colon con este método, está afectado por lo que los romanos denominaban *Non Compos Mentis* (demente). Obviamente, esta gente no distingue entre lo limpio y lo mugriento. Gracias a esta falta de percepción, muchísimas personas defecan, en la actualidad, sin control voluntario, en esa sucia bolsa que tienen que vaciar manualmente o sustituir cada día durante toda su vida.

Sea prudente. Sea inteligente. Es mejor prevenir lo que no se puede curar. No se fíe de **mí** si no quiere. Demuéstreselo a sí mismo sometiéndose a una serie de irrigaciones del colon. **Mi** vida no se verá afectada en absoluto por lo que usted haga o deje de hacer.

NO OBSTANTE, la vida que salve puede ser la **suya**.

TABLA DE TERAPIA
DEL COLON

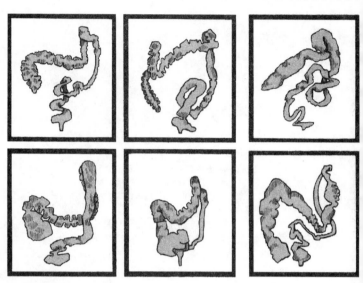

Pie de foto: Los seis dibujos superiores de colon con prolapsos, distorsionados, retorcidos y de aspecto enfermo son reproducciones exactas de negativos de radiografías de personas normales y civilizadas cuya ilusión sobre su buen estado físico se desmoronó cuando vieron estas pruebas concluyentes. Esta tabla ha sido preparada por el Dr. N. W. Walker para la orientación, el beneficio y su uso por parte de los encargados de las instalaciones para la irrigación y el lavado del colon y para la educación del lego.

Una vida **civilizada** quiere decir una vida artificial; la gente **civilizada** que vive de una forma **civilizada** y que consume alimentos **civilizados** no puede, por la naturaleza de la cosas, tener un colon verdaderamente sano.

La salud y la enfermedad tienen sus raíces en el colon.

Se reconoce que la terapia del colon es un paso importante para conservar o mejorar la salud. Esta tabla, usada con fines educativos, ilustra la importancia de cómo la salud y la enfermedad tienen sus raíces en el colon. Es fácil ver cómo una dieta inadecuada afecta a su colon y, a su vez, causa dolor o molestias en otras partes del cuerpo.

DEL COLON

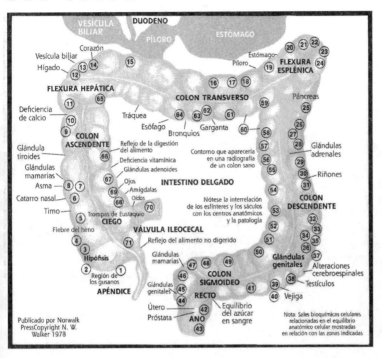

1: Fosfato potásico	19: Fosfato magnésico	37: Cloruro potásico	55: Sulfato potásico
2: Cloruro potásico	20: Fosfato cálcico	38: Fosfato sódico	56: Cloruro sódico
3: Fosfato sódico	21: Sulfato potásico	39: Fluoruro cálcico	57: Fosfato magnésico
4: Sulfato potásico	22: Fosfato potásico	40: Cloruro potásico	58: Cloruro sódico
5: Sulfato potásico	23: Cloruro sódico	41: Sulfato sódico	59: Sílice
6: Fluoruro cálcico	24: Cloruro potásico	42: Fluoruro cálcico	60: Fosfato cálcico
7: Cloruro potásico	25: Sílice	43: Fosfato de hierro	61: Fluoruro cálcico
8: Sílice	26: Cloruro potásico	44: Fosfato potásico	62: Fosfato cálcico
9: Sílice	27: Sulfato sódico	45: Fosfato sódico	63: Cloruro potásico
10: Fosfato magnésico	28: Fosfato potásico	46: Fluoruro cálcico	64: Cloruro potásico
11: Sulfato cálcico	29: Sulfato sódico	47: Fosfato cálcico	65: Fosfato de hierro
12: Sulfato potásico	30: Fosfato sódico	48: Sulfato sódico	66: Cloruro potásico
13: Fosfato magnésico	31: Fluoruro cálcico	49: Fluoruro cálcico	67: Fluoruro cálcico
14: Fosfato potásico	32: Sulfato potásico	50: Fosfato potásico	68: Fosfato cálcico
15: Fosfato magnésico	33: Fosfato sódico	51: Sulfato potásico	69: Fosfato magnésico
16: Sulfato sódico	34: Sulfato cálcico	52: Sulfato cálcico	70: Sulfato potásico
17: Fosfato sódico	35: Sulfato sódico	53: Cloruro sódico	71: Fosfato potásico
18: Cloruro sódico	36: Fosfato magnésico	54: Fosfato cálcico	

ÍNDICE ANALÍTICO

F

G

H

ÍNDICE